AF546329

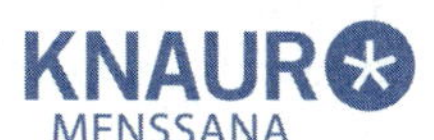
KNAUR
MENSSANA

Über den Autor:

Dr. Wighard Strehlow ist die Kapazität auf dem Gebiet der Hildegard-Heilkunde. Er lebt in Allensbach am Bodensee und arbeitet dort in seiner eigenen Praxis als Heilpraktiker. Darüber hinaus leitet er auch Seminare, hält Vorträge und hat bereits zahlreiche Bücher zur Hildegard-Medizin veröffentlicht.

Dr. Wighard Strehlow

DAS HILDEGARD DARMHEILBUCH

Durch Darmsanierung Allergien, Reizdarm, Hauterkrankungen, chronische Entzündungen und Autoimmunkrankheiten heilen

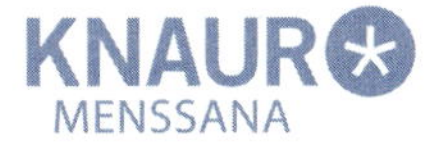

Alle Beiträge wurden mit Sorgfalt recherchiert und überprüft.
Dennoch erfolgen alle Angaben ohne Gewähr. Weder Autor noch Verlag
können für die Angaben in diesem Buch eine Haftung übernehmen.
Die hier veröffentlichten Gesundheitsinformationen können
eine ärztliche Beratung oder Betreuung nicht ersetzen.

Besuchen Sie uns im Internet:
www.mens-sana.de

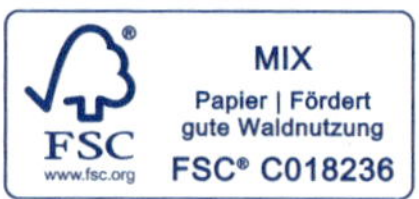

Originalausgabe Dezember 2021

Ein Imprint der Verlagsgruppe
Droemer Knaur GmbH & Co. KG
Maria-Luiko-Straße 54, 80636 München

Covergestaltung: ZERO Werbeagentur, München
Coverabbildung: akg-images und shutterstock.com
Abbildungen im Innenteil: le-tex publishing services GmbH, Leipzig,
unter Verwendung von Illustrationen von AdobeStock und Shutterstock
Satz: Adobe InDesign im Verlag
Druck und Bindung: Drukarnia Dimograf Sp. z o. o., Bielsko-Biała, Polen
ISBN 978-3-426-65891-8

Kontaktadresse nach EU-Produktsicherheitsverordnung:
produktsicherheit@droemer-knaur.de

6 8 7 5

Für Olivia
und ihre Liebe zur Hildegard-Heilkunde

Inhalt

Vorwort

Am 7. Oktober 2012 wurde die heilige Hildegard (1098–1179) zur Kirchenlehrerin (Doctora Ecclesiae Universalis) für die gesamte Weltkirche ernannt. Damit wurde auch ihr Gesamtwerk zum universellen Weltkulturerbe anerkannt.

Dieses Buch trägt dazu bei, den großen Schatz, der in dem Hildegard-Opus verborgen ist, für unsere Zeit, für unser Leben und unsere Glückseligkeit nutzbar zu machen.

Wer war die heilige Hildegard? Die heilige Hildegard war das größte Universalgenie des deutschen Mittelalters.

Wegen der heute praktizierten Hildegard-Heilkunde und der einzigartigen Visionen vom Beginn der Schöpfung bis zum Ende der Zeiten, überragt das bahnbrechende Werk der großen Heilkundigen, Theologin, Künstlerin, Musikerin, Kosmologin und Prophetin ausnahmslos alle Universalgelehrten, Mystiker und Mystikerinnen des europäischen Mittelalters: Albertus Magnus, Meister Eckhart, Mechthild von Magdeburg, Thomas von Aquin und selbst den großen italienischen Dichter und Denker Dante Alighieri.

Einleitung

Der Darm –
Schlüssel für das Immunsystem

»Du verstehst so wenig von dem, was um dich herum ist,
weil du nicht das verwendest, was in dir ist.«
Hildegard von Bingen

Unbegreiflich: Im besten und teuersten Krankensystem der westlichen Welt sind 80 Prozent aller Krankheiten unheilbar! Killer Nr. 1 ist dabei Stress, und der Schlüssel zur Heilung ist die Stressbeseitigung.
Wer also gesund werden will, kann die in jeder menschlichen Seele verborgenen 35 spirituellen Anti-Stress-Heilmittel aktivieren, die sogleich den Stress und seine Stresshormone beseitigen, indem sie Glückshormone produzieren. Diese wandern zum Darm, wo sie die Chemie der Stresshormone beseitigen, das Immunsystem wieder anschalten, die krankheitserregenden Mikroorganismen beseitigen, damit der entzündete Darm wieder ausheilt.

Wer also gesund werden oder bleiben will, muss den Darm sanieren, und zwar nicht nur mit Hildegard-Heilmitteln, gesunden Lebensmitteln und Gewürzen, sondern auch mit seelischen Heilmitteln und ihren Glückshormonen: Serotonin, Dopamin und dem Liebeshormon Oxytocin.

Ab sofort sind Sie Ihr eigener Arzt: Sie allein können entscheiden, ob Sie Ihr Leben durch Stress zerstören lassen wollen oder ob Sie Ihr eigenes Leben mit Liebe, Lebensfreude und in Gesundheit verbringen möchten. Der Schlüssel dazu ist der gesunde Darm und das stressfreie Nervensystem. Diesen Schlüssel hat jeder selber in der Hand, je nachdem, wofür er sich entscheidet: für die Laster oder für die Tugenden (ausführlich in Kap. IV). Die Laster schwächen die Abwehr, die Tugenden stärken sie, und je nachdem, welcher Seite Sie Ihre Aufmerksamkeit schenken, haben Sie entweder die Hölle oder das Paradies auf Erden.
Das ist keine Zauberei, sondern Hildegard-Heilkunde!
Warum ist das alles so wichtig? Zum ersten Mal werden bei Hildegard von Bingen aus ganzheitlicher Sicht die Zusammenhänge von Körper, Leib und Seele beschrieben, von denen unsere Gesundheit und unser Wohlbefinden abhängen. Das medizinische Hildegard-Lehrbuch heißt nicht umsonst »Ursachen und Behandlungen der Krankheiten« (»Causae et Curae«). Ohne Beseitigung dieser Hauptursachen der Krankheiten kann niemand geheilt werden und von dem zugehörigen Heilmittel heißt es: »Diese Arzneien für die bisher besprochenen Krankheiten sind von Gott gewiesen (inspiriert)« – was man nicht unbedingt von den schulmedizinischen Medikamenten sagen kann.

Zum Glück zeigt die Hildegard-Heilkunde viel bessere Wege auf, um gesundheitliche Probleme und chronische Beschwerden auf natürliche Weise und ohne Nebenwirkungen zu lösen. Das hat vielen Menschen geholfen, ihren jahrelangen Leidensprozess zu beenden und endlich zu heilen, statt nur Symptome hin und her zu schieben. Von herausragender Bedeutung ist dabei die Sanierung und Gesunderhaltung des Darms. Hierfür konnten mit Hildegard-Heilmitteln und der Hildegard-Kost bereits große Erfolge erzielt werden.

»Die menschliche Seele ist harmonisch gestimmt«, schreibt Hildegard. Ist diese Harmonie durch persöniche Verletzungen, politischen, religiösen oder psychischen Stress gestört, entstehen gesundheitliche Probleme, genauer gesagt Autoaggressionskrankheiten. Somit sind für jeden Heilungsprozess stets die von Hildegard beschriebenen 35 psychosomatischen Kräfte einzubeziehen. Auch die moderne Medizin hat inzwischen festgestellt, dass Konflikte und Blockaden im seelisch-geistigen Bereich die größten Gefahren für unsere Gesundheit darstellen, weil sie die körpereigene Darmflora und damit die Abwehrkraft zerstören können.

Das Ziel der Hildegard-Heilkunde besteht darin, alles zu tun, um jene natürliche Harmonie wiederherzustellen. In diesem Sinne will dieses Buch helfen, die Ursachen von Krankheit zu benennen, und aufzeigen, wie durch die bewährte Hildegard-Therapien speziell über die Stärkung des Darms und des Immunsystems echte Heilung gelingt.

I
Das Darm-Mikrobiom und sein Einfluss auf die Gesundheit von Körper, Geist und Seele

Erst kürzlich wurde entdeckt, dass das Darm-Mikrobiom so mächtig ist, um jeden Teil des gesamten Körpers zu heilen. Die Entdeckung dieses Systems und seiner Funktionen ist eine der allergrößten Leistungen in der Geschichte der Medizin, weil es für die »Heilung der Unheilbarkeit« von mehr als 20 000 Autoaggressionskrankheiten zuständig ist, die bisher als unheilbar galten.

Das Wort »Mikrobiom« stammt von den Mikroorganismen, die winzig klein und unsichtbar sind. Sie haben im Darm hier ihren Lebensraum »Biom« und zerlegen unsere Lebensmittel in kleinste Bausteine Eiweiße, Kohlehydrate, Fette sowie in Vitamine, Mineralien und Spurenelemente, ohne die wir nicht lebensfähig wären. Aus dieser Sicht sind die Mikroorganismen in unserem Mikrobiom ein optimales Ökosystem, das für die Gesundheit des Darms, des Immunsystems, des Nervensystems und dem Zustand unserer Seele verantwortlich ist.

Unser Darm ist mit einem Gewicht von etwa drei bis vier Kilogramm, einer Länge von fünf bis sechs Metern sowie einer Größe von 400 Quadratmetern das größte Organ des menschlichen Körpers. Ohne das Darm-Mikrobiom, die Darmflora, wären wir nicht lebensfähig.

Die Abwehr sitzt im menschlichen Mikrobiom

Im Inneren des Darms befindet sich die Darmflora, die die Darmschleimhaut schützt. Insgesamt leben hier etwa 100 Milliarden Mikroorganismen, die in der Lage sind, sämtliche Organe und Organfunktionen im menschlichen Körper zu versorgen. Sie sind für die Versorgung von 10 Milliarden Körperzellen zuständig, d.h. jede Körperzelle hat 10 Darmkeime zum Überleben.

Dazu kommt auch die längst bewiesene Tatsache, dass wir mit 100 Milliarden Bakterien, Viren, Pilzen und Parasiten in gegenseitiger Harmonie zusammenleben. Was für eine intelligente, meisterhafte Leistung, dass normalerweise hochinfektiöse Krankheitserreger mitten in unserem Darm friedlich mit uns zusammenleben! Wir bieten ihnen das Milieu, liefern ihnen Nahrung, und sie verarbeiten sie zu essentiellen Bausteinen für unser Überleben.

80 Prozent des ganzen Immunsystems sitzen im Darm – mit seinen Abwehrwaffen, Killerzellen, Fresszellen, Entzündungszellen direkt in der Darmschleimhaut, um sofort anzugreifen, wenn auch nur ein einziges von diesen Darmkeimen seinen Kopf durch die Darmschleimhaut stecken würde, um in unsere Blutbahn einzudringen.

Dieses menschliche Wunderwerk ist so genial, dass es sich selbst und uns gesund erhält. Wenn wir alle Bakterien, Viren und Pilze durch Impfungen ausrotten würden, wenn wir keimfrei sein wollten, wären wir und die Mikroorganismen gleichfalls tot.

Viele der Mikroorganismen, die in unserem Darm leben, sind überall zu finden, in der Mundhöhle, auch auf der Haut, außerhalb von unserem eigenen Körper, auf jedem Teil, das wir berühren, und in der Umgebung, mit der wir in Kontakt stehen. Dieser Kontakt unserer eigenen Mikroorganismen mit unserer Umgebung ist von lebensnotwendiger Bedeutung für die Stärke unserer Abwehrkräfte.

Nahezu 90 Prozent aller Krankheiten werden durch eine gestörte Darmflora und/oder wegen einer chronischen Darmentzündung verursacht.

Deshalb sollte der Darm und alle seine Funktionen mit den im Folgenden beschriebenen Maßnahmen gestärkt werden.

Die Vitamin-Produktion

Neben der Verdauungsfunktion hat die Darmflora auch die Aufgabe, wichtige Vitamine herzustellen: die B-Vitamine B_1 (Thiamin), B_2 (Riboflavin), B_6 (Pyridoxin) und B_{12} (Cobalamin), ebenso Folsäure, die auch in den grünen Blättern von Salat oder Gemüse vorkommt. Folsäure sorgt für die Stärkung der Abwehrkräfte, für die Blutbildung und stellt Methyl-Bausteine zur Verfügung zur Produktion von Hormonen und

Neurotransmittern und zum Schutz der Nerven sowie zur Steuerung der Epigenetik, eine Methode, um das Erbgut daran zu hindern, genetisch bedingte Krankheiten auszulösen.

Die 4 Systeme des Mikrobioms

Darüber hinaus steuert die Darmflora auch durch die Produktion von Neurotransmittern unsere Stimmung, unsere kognitive Intelligenz sowie die Gesundheit unseres Nervensystems.

Insgesamt gehören zum Darm-Mikrobiom vier Systeme:

1. die Darmflora
2. das Immunsystem und die Produktion von Abwehrwaffen
3. die Darmschleimhaut und die Produktion von Hormonen
4. die Produktion von Neurotransmittern

Die lebendige Darmflora

In der Regel hat ein Mensch etwa 400 verschiedene Bakterienarten. Die meisten unserer Mitbewohner machen sich nützlich und lösen keine Krankheiten aus. Zu diesen erwünschten Darmbewohnern zählen z. B. Milchsäurebakterien: Laktobakterien und Bifidobakterien. Andere Bakterien sind »fakultativ pathogen«; es bedeutet, dass

sie unter bestimmten Bedingungen krank machen können. Dazu zählen die E. coli, Enterococcus faecium und Clostridien.
Eine gute Darmflora muss sich erst bilden. Der Fötus im Mutterleib ist weitgehend steril. Aber während der Geburt kommt es zur sogenannten Erstkolonisierung. Wird ein Kind natürlich entbunden, ähnelt seine Darmflora der Vaginalflora der Mutter und ist durch einen hohen Anteil an Laktobakterien und Bifidobakterien gekennzeichnet. Bei Kindern, die per Kaiserschnitt auf die Welt kommen, ähnelt die Darmflora nur der Zusammensetzung der Hautbakterien (Staphylokokken, Corynebakterien) der Mutter und muss sich dann erst im Laufe der Zeit zusätzlich mit den wesentlichen Darmbakterien besiedeln. In den ersten Lebensmonaten wird die Darmflora durch Stillen positiv beeinflusst, denn Muttermilch enthält viele Bifidobakterien. Aus diesem Grund ist auch das Stillen so wichtig, denn Ersternährung mit künstlicher Flaschenmilch fehlen diese ganzen natürlichen Darmbakterien.
Ab dem zweiten oder dritten Lebensjahr bildet sich eine relativ stabile individuelle Darmflora aus, wodurch das Kind erst in der Lage ist, erstmals mit seiner Abwehrkraft auf eine Impfung zu reagieren. Wenn zu früh geimpft wird, können Impfschäden auftreten, zu denen Autismus oder Plötzlicher Kindstod zählen.

Die Zusammensetzung der Darmflora kann sich im Laufe des Lebens verändern; sie spiegelt jeweils den Gesundheitszustand sowie verschiedene Einflüsse wider. Die Darmflora ist bei jedem Menschen einzigartig. Im

Alter wird sie oft instabiler, auch die Vielfalt der Darmbakterien nimmt ab.
Entscheidend für den Zustand der Darmflora sind verschiedene Faktoren:

- Geburtsweg (natürliche Geburt oder Kaiserschnitt)
- Stillen oder Flaschennahrung
- Gene
- Alter
- Ernährung
- Darminfekte und bestehende Darmerkrankungen
- Medikamente (Antibiotika, Cortison, Schmerzmittel, Säureblocker)

Die Darmbakterien produzieren beim Abbau von Ballast- und Faserstoffen – z. B. von Dinkelprodukten oder Edelkastanien – im Enddarm durch »Fermentation« sogenannte kurzkettige Fettsäuren, das sind Essigsäure, Buttersäure und Propionsäure. Diese sogenannten Präbiotika (nicht verdaubare Nahrungsbestandteile, Ballaststoffe) werden von den Darmzellen als Energiequelle genutzt oder als »Dünger« für die Darmflora eingesetzt. Außerdem regulieren die kurzkettigen Fettsäuren das Wachstum und die Entwicklung der Darmflora. Sie wirken entzündungshemmend und schützen damit die Darmwand bzw. wirken heilend auf eine entzündete Darmschleimhaut.

Eine gesunde Darmflora verhindert, dass potenziell schädliche Bakterien, die natürlicherweise im Darm vorkommen, sich vermehren (Kolonisierungsresistenz). Ist der Darm mit »guten« Bakterien besiedelt, verdrängen diese die krank machenden Erreger. Zum einen konkurrieren sie um das »Futter« und verbrauchen den Sauerstoff, den viele krank machende Keime benötigen. Zum anderen produzieren manche Darmbakterien auch Abwehrstoffe und hindern die schädlichen Erreger daran, sich an die Darmwand zu heften. Eine intakte Darmflora trägt außerdem dazu bei, dass die sogenannten Verschlussleisten zwischen den Zellen der Darmwand gut abdichten, damit keine Erreger oder Schadstoffe durch die Darmwand in den Blutkreislauf gelangen. Laktobazillen und Bifidobakterien produzieren beim Abbau von Ballaststoffen zudem Milchsäure, die dafür sorgt, dass der pH-Wert im Darm sinkt und ein darmfreundliches saures Milieu entsteht.

Die Darmflora stimuliert das darmeigene Immunsystem, das nützliche Darmbakterien tolerieren und krank machende Erreger bekämpfen muss. Andererseits beeinflusst das Immunsystem auch die Zusammensetzung der Darmflora. Um für die Unterscheidung zwischen »gut« und »böse« fit zu sein, muss das Immunsystem tagtäglich trainiert werden. Andernfalls kann es passieren, dass Inhaltsstoffe aus Nahrungsmitteln plötzlich fälschlicherweise als Schadstoffe eingestuft werden und die körpereigene Abwehr sie bekämpft. Lebensmittelallergien könnten ausgelöst werden; es kann sich auch eine Autoimmunerkrankung entwickeln. Dann greift das Immunsystem körpereigene Strukturen an.

Die Verbindung von Darm und Gehirn

Darm und Gehirn sind eng miteinander verbunden, schon allein, weil die Darmflora für die Produktion von Neurotransmittern aus den Lebensmitteln verantwortlich ist. Von allergrößtem Wert ist z. B. die Produktion von Serotonin, Dopamin und Phenylalanin aus Tryptophan, einer Aminosäure aus dem Eiweiß des Dinkels.
Der Darm, das zweite Gehirn des Menschen, verfügt über mehr als 100 Millionen Nervenzellen, das ist nach dem Gehirn die zweitgrößte Ansammlung an Nervenzellen, mit denen er mit dem Gehirn im ständigen Informationsaustausch steht.
Zu den im Mikrobiom synthetisierten Nervenbotenstoffen gehören Oxytocin, das Glückseligkeitshormon, Serotonin, das Hormon für die gute Stimmung, sowie Dopamin und Phenylalanin, die Hormone für den Umgang mit Stress und Schmerzen. Ohne diese kann es zu schweren neurologischen und organischen Funktionsstörungen kommen. Krankheiten wie Migräne, Demenz, Alzheimer, Parkinson, MS sowie Depressionen, Angstzustände, Lernstörungen, ADHS und Autismus werden durch das Mikrobiom beeinflusst.

Die Neurogenese

Im Gehirn gibt es mehr als 100 Milliarden Nervenzellen, die sich im Laufe des Lebens durch Neurogenese erneuern können. Abgestorbene Nervenzellen werden im Rahmen der Phagozytose von Mikrogliazellen entzündet und aufgefressen. Bei Stresssituationen und im Laufe von Nervenentzündungen können Mikrogliazellen auch gesunde Nervenzellen angreifen und vernichten, was zu frühzeitigem Gedächtnisverlust, Demenz und Alzheimer führen kann.

Studien zeigen, dass Nervenentzündungen auch für Angstzustände, Schockzustände, Depressionen, Müdigkeit, Stimmungsschwankungen und Konzentrationsmangel verantwortlich sein können.

Bisher glaubte man, dass das Gehirn durch die sogenannte Blut-Hirn-Schranke von allen Angriffen durch Mikroorganismen, Toxine und stressbedingte Sauerstoffradikale geschützt seien. Inzwischen weiß man aber, dass das nicht stimmt. Unter bestimmten Bedingungen öffnet sich auch die Blut-Hirn-Schranke und die Aggressoren greifen wie eine Räuberbande die Nervenzellen an und lösen hier die gefürchtete Nervenentzündung aus.

Aufgrund dieser neuen Erkenntnisse müssen wir bei der Behandlung neurologischer Krankheiten auch ganz neue Wege gehen und diese Krankheiten vom Darm her heilen, wo sie entstanden sind. Bisher wurden Depressionen allein nur mit Antidepressiva behandelt, heute weiß man, dass die meisten Depressionen eine Folge von

chronischen Darmentzündungen und einer gestörten Darmflora sein können und erst verschwinden, wenn die zugrunde liegenden Störungen im Mikrobiom beseitigt werden.
Ebenso kann man bei der Analyse der Darmflora feststellen, dass Schizophrenie durch einen Mangel an guten Darmbakterien entstehen kann.
Selbst Angstzustände können durch eine Sanierung der Darmflora und der Darmschleimhaut mit Pro- und Präbiotika beseitigt werden.
Deshalb steht am Anfang jeder professionellen Hildegard-Therapie immer auch die Sanierung, Entgiftung und Regeneration des Darm-Mikrobioms mit Hildegards wertvollstem und wirksamstem Heilmittel: der Bärwurz-Kur.

II
Der gestörte Darm und die Folgen

Während unseres gesamten Lebens sind wir in der Lage, das Darm-Mikrobiom durch unsere Ernährung und unseren Lebensstil positiv zu beeinflussen, sodass wir Krankheiten verhüten oder heilen können, sogar jene zahllosen Autoaggressionskrankheiten, vor denen die Schulmedizin kapituliert.

Das Immunsystem entscheidet über krank oder gesund

Haben Sie sich jemals gefragt, warum manche Menschen krank werden und andere nicht? Dieser ganz große Unterschied hat etwas mit dem Immunsystem zu tun! Das Immunsystem entscheidet, ob wir krank oder gesund werden. Es ist der einzige Schutzschild, der uns vor chronischen Entzündungen, Infektionen (insbesondere Virusinfektionen) und schädlichen Fremdstoffen, Toxinen, Allergenen bewahren kann. Anders gesagt: Nicht die Viren sind es, die uns erkranken lassen, sondern wir werden krank aufgrund eines geschwächten Immunsystems. Von dem französischen Arzt Prof. Dr. Antoine Béchamp (1816–1906), dem erbitterten Gegenspieler von Dr. Louis Pasteur (1822–1895), konnten wir schon

lernen, dass Krankheitskeime keine Infektion auslösen können, wenn das Milieu – die Abwehrkraft, also das Immunsystem – in Ordnung ist. Diese Milieu-Theorie wurde von dem Arzt, Pharmazeuten und Toxikologen Dr. Claude Bernard (1813–1878) zusammengefasst: »Die Mikrobe ist nichts, das Milieu ist alles.«
Unser Körper sendet genügend Warnzeichen (Symptome) aus, um uns frühzeitig genug zu schützen. Diese Warnzeichen sind wie rote Ampeln, die uns zwingen, stehen zu bleiben, und um zu begreifen, dass hier etwas nicht stimmt! Das Immunsystem schreit mit diesen Symptomen um Hilfe. Und was tun wir, was tut die moderne Medizin? Sie schaltet die roten Lampen einfach aus, verschiebt oder unterdrückt die Symptome mit chemischen Medikamenten. Wenn man aber nur die Symptome unterdrückt und die Hauptursache nicht beseitigt, kann keine Heilung geschehen, ganz im Gegenteil, die Krankheit wird chronisch, d. h. unheilbar.

Auch die Impfindustrie schaut immer noch in die falsche Richtung und auf den Erreger als Krankheitsursache und nicht auf die Stärke des Immunsystems. Wer seine Abwehr stark macht, sich mit der Hildegard-Kost ernährt und seine Glückshormone aktiviert, wer die hier beschriebenen Maßnahmen und Hildegard-Heilmittel nutzt, um den Darm frei von Entzündung zu halten, braucht sich vor nichts zu fürchten. Nicht nur vor dem Hintergrund der Corona-Epidemie wird es höchste Zeit, das natürliche Abwehrsystem zu stärken. Dreh- und Angelpunkt ist dabei die Darmgesundheit, denn unsere Abwehrkraft kommt, eben, zu 80 Prozent vom Darm.

Akute und chronische Entzündung

Es gibt zwei Hauptarten von Entzündungen, akute oder chronische Entzündungen. Akute Entzündungen sind lebensnotwendig zur Erhaltung und Wiederherstellung der Gesundheit; chronische Entzündungen sind der Beginn aller Krankheiten.

Eine Entzündung hat fünf typische Merkmale:

- Hitze (calor)
- Rötung (rubor)
- Schwellung (tumor)
- Schmerz (dolor) und
- Funktionsverlust (functio laesa).

Akute Entzündungen

Die akute Entzündung entsteht durch eine Verletzung (Unfall) und Wunde, etwa durch einen Schnitt, Stich, Knochenbruch oder eine Verstauchung. Eine akute Entzündung oder Inflammation (von lateinisch *inflammo* = in Flammen setzen oder verbrennen) ist ein natürlicher Selbstheilungsprozess, den das körpereigene Immunsystem nutzt, um sich von äußeren oder inneren Giftstoffen und Krankheitserregern – Bakterien, Viren oder Pilzen – zu befreien.
Akute Entzündungen dauern einige Wochen; der Körper heilt in dieser Zeit. Bei Wundheilungen verschwindet die Entzündung normalerweise nach zehn Tagen.

Für die Reparaturarbeiten bei Entzündung steht dem Körper ein hochspezialisiertes Team für die Aufräumungsarbeiten zur Verfügung: zum An- und Abtransport werden die Blutgefäße erweitert und das Nervensystem liefert morphiumartige Schmerzmittel, sogenannte Endorphine. Das Immunsystem ist bei der akuten Entzündung stark alarmiert und setzt hochwirksame Waffen ein: weiße Blutkörperchen, Fresszellen, Killerzellen. Das Lymphsystem nimmt den ganzen abgewehrten Schrott auf, um ihn langsam auszuleiten. Erst danach, nach Entfernung der Krankheitserreger und Reizstoffe, kann der Heilungsprozess stattfinden. Wir können ihn sinnvoll unterstützen durch die Ausleitungsmethoden der Hildegard-Heilkunde (Aderlass, Schröpfen) sowie durch Hildegard-Fasten und Hildegard-Kost. Besonders die Darmsanierung spielt generell bei der Ausheilung von Entzündung eine entscheidende Rolle, weil eine intakte Darmflora die Abwehrkräfte wirkungsvoll unterstützt.

Chronische Entzündungen

Wenn Entzündungen länger als drei Monate anhalten, werden sie als chronisch bezeichnet. Die gleichen Faktoren, die akute Entzündungen verursachen, lösen auch hier die chronischen Entzündungen aus.
Neben Verletzungswunden gibt es weitere Faktoren, die solche Entzündungen im Körper verursachen. Vor allem sind es schädliche Einflüsse durch Lebensweise und Umwelt, durch die sie ausgelöst oder verschlimmert werden.

Dazu zählen falsche Ernährung, Rauchen, übermäßiger Alkoholkonsum, zu wenig Bewegung.

Stickstoffmonoxid

Bereits vor 900 Jahren berichtet Hildegard über die Entstehung von Krankheiten durch Wut und Zorn und einem »Rauch«, der durch den ganzen Körper zieht.
»Wenn aber die Seele des Menschen für sich und ihren Leib etwas Schädliches spürt, ziehen sich das Herz, die Leber und die Blutgefäße krampfhaft zusammen. Dabei entsteht am Herzen ein Nebel und verdunkelt das Herz so, dass der Mensch traurig wird. Nach der Traurigkeit erhebt sich der Zorn. Wenn der Mensch dann noch etwas sieht, hört oder erfährt, woher die Traurigkeit kommt, dann verursacht diese Traurigkeit, die sein Herz befallen hat, einen Reiz in allen Säften um die Galle herum und bringt die Galle zum Überfließen, und so entsteht aus der Gallensäure der Zorn.
Lässt der Mensch den Zorn nicht zum Ausbruch kommen, dann beruhigt sich die Galle wieder. Wenn der Zorn nicht aufhört, dann erreicht jener Reiz auch die Schwarzgalle und sie sendet einen ganz schwarzen Nebel aus.
Dieser zieht zur Galle und quetscht aus ihr einen äußerst bitteren Stoff heraus. Dieser Stoff zieht zum Gehirn und entzündet das Nervensystem, zieht anschließend zum Darm und erschüttert dort die Blutgefäße und Eingeweide, sodass es den Menschen zum Wahnsinn treibt.
… Durch den Zorn gerät der Mensch oft in schwere

Krankheiten, die von der Gallensäure und Schwarzgalle verursacht werden.«

Tatsächlich wird dieser »Rauch« heute als Stickstoffmonoxid bezeichnet. 1998 wurde drei US-Pharmakologen (Furchgott, Ignarro und Murad) der Medizin-Nobelpreis verliehen für ihre Arbeiten zur Entdeckung von Stickstoffmonoxid (NO) als »Signal-Molekül im Herz-Kreislauf-System«. Dazu berichtete der Neurobiologie-Professor und Stickstoff-Forscher Gerald Wolf von der Magdeburger Universität, dass noch bis Ende der 80er-Jahre selbst Wissenschaftler NO gerade mal als Verbrennungsprodukt von Luft kannten, das in Abgasen enthalten ist, die die Wälder, vielleicht auch die Menschen schädigen können. Die Überraschung war komplett, als sich herausstellte, dass Stickstoffmonoxid als Radikal in den Zellen produziert wird und einen biologischen Auftrag hat. Inzwischen weiß man bereits sehr genau, dass er für die Entzündung von Nervenzellen verantwortlich ist, die z. B. einen Schlaganfall auslösen.

Typische chronische Entzündungskrankheiten

Alle Organe und Körperzellen können entzünden, die Krankheit endet dann jeweils mit »itis.«, z. B.:
Magen und Darm ▸ Gastritis, Colitis
Gelenke ▸ Arthritis, Polyarthritis
Haut und Schleimhaut ▸ Dermatitis, Neurodermitis
Bauchspeicheldrüse ▸ Pankreatitis

Leber ▸ Hepatitis
Niere ▸ Nephritis
Ohren ▸ Otitis
Nase, Atmungsorgane ▸ Sinusitis, Bronchitis
Gefäße ▸ Vaskulitis.

Warnsignale für eine chronische Entzündung

- dauerhafte Schmerzen, einschließlich Neuropathie, Muskel-, Gelenk- oder Bauchschmerzen
- häufige Verdauungsstörungen wie Blähungen, Durchfall oder Verstopfung
- aufgeblähter Bauch
- Erschöpfung und ständige Müdigkeit trotz ausreichendem Schlaf
- sich depressiv, ängstlich oder geistig träge fühlen
- schwache Sexualität
- schwache Abwehrkräfte, dauernd erkältet sein
- allergische Reaktion auf Lebensmittel, Blütenpollen und Umweltgifte
- Autoimmunerkrankungen
- metabolisches Syndrom
- hoher Blutdruck
- Gelenk- oder Muskelschmerzen: Ischias, Hexenschuss
- Hautausschläge: Akne, Ekzeme, Psoriasis oder chronische Dermatitis
- regelmäßig weniger als sieben Stunden Schlaf pro Nacht

Wenn auch nur einer dieser Faktoren auf Sie zutrifft, ist es möglich, dass Sie an einer chronischen Entzündung leiden.

Die psychosozialen Einflüsse auf den Entzündungsverlauf

Hildegard benennt 35 psychosoziale Konflikte, Schwächen bzw. Laster, die den größten Einfluss auf die chronischen Entzündungen haben, da sie Stresshormone und jede Menge krank machende Toxine aktivieren. Und Krankheiten bleiben unheilbar, wenn deren seelische Ursachen nicht beseitigt werden. Diese fundamentale Erkenntnis über die geistig-seelische Dimension von Krankheit hat Hildegard in ihrer Schrift über die Werte im Leben festgehalten. In der ganzheitlichen Hildegard-Heilkunde wird deshalb den Emotionen und Denkmustern höchste Aufmerksamkeit geschenkt (»Die Psychotherapie der Hildegard von Bingen«, siehe Literaturliste).

Einer Studie an der Harvard-Universität in Boston im März 2014 zufolge steigt das Risiko für einen Herzinfarkt nach einem Wutausbruch innerhalb von nur zwei Stunden um das Fünffache und das für einen Schlaganfall um das Vierfache. Das Gleiche trifft für alle anderen der von Hildegard beschriebenen seelischen Stresszustände zu; jedes Mal sind der Darm und die Darmflora die Zielscheibe der Konflikte.

Solch ungesunden, konfliktreichen 35 Untugenden wie Streitsucht, Maßlosigkeit und Hochmut stehen 35 aufbauende, heilsame geistig-seelische Einflüsse gegenüber (siehe Übersicht in Kapitel IV).

Ganzheitliche Heilung nach Hildegard

Wer gesund bleiben will oder echte Heilung anstrebt, steht vor der Aufgabe, den Darm zu sanieren und chronischer Entzündung den Boden zu entziehen – und zwar nicht nur mit Naturheilmitteln und passender Ernährung, sondern auch mit seelischen Heilmitteln und ihren Glückshormonen Serotonin, Dopamin und dem Liebeshormon Oxytocin. In der Hildegard-Heilkunde ist eine ganzheitliche Heilung nur durch die Beseitigung der krankheitsauslösenden Belastungen möglich und der Transformation von negativen Kräften oder *Lastern* in positive Eigenschaften oder *Tugenden.* Es geht darum, Abwehrschwäche in Abwehrstärke zu wandeln.

Darmentzündung durch Umwelteinflüsse

Hildegard beschreibt die Darmentzündung, deren Ausheilung der Dreh- und Angelpunkt für unsere Gesundheit ist, in ihrem medizinischen Lehrbuch als Folge einer schlechten Ernährung: »Leidet nämlich der Magen von schädlichen Speisen, sodass sie nicht verdaut werden können, so zieht vom Magen aus ein Schmerzgefühl, wie ein Rauch in die Seite hinein… Dieser vom Magen herkommende Rauch zieht weiter zu den Därmen und die Därme nehmen den Rauch auf. So sinkt jede

Schwäche und jedes Schmerzgefühl des Magens zu den Därmen herab und lässt dort den Menschen Schmerzen empfinden.«
Heute können wir diverse Stressfaktoren als Auslöser für Entzündungen – nicht nur der Darmschleimhaut – konkret auflisten:

- Junk-Food aus der Fritteuse (u.a. Hot Dogs, Chicken Nuggets, Fish and Chips), bei dem aus tierischem Eiweiß und heißem Bratenfett eine unverdauliche »Kaugummimasse« entsteht, die letztlich die Arterien und das Bindegewebe verstopft und zu Entzündung führt.
- Modifizierte Maisstärke in Tiefkühlkost, Fertiggerichten oder Backwaren; bei Ratten verursacht sie innerhalb eines Monats hundertprozentig Colitis.
- Entzündungsauslösende Eigenschaften haben auch die in der Hildegard-Medizin sogenannten »Küchengifte« (Erdbeeren, Pfirsiche, Pflaumen, Lauch, s.a. Kap. V) sowie Rohkost und rohe Gemüsesäfte oder Smoothies.
- Ebenso bedenklich sind Lektine. Zu finden sind sie in Lebensmitteln, die erst seit der Entdeckung Amerikas 1492 nach Europa kamen: Nachtschattengewächse (Kartoffel, Aubergine, Paprika, Tomate) oder Mais. Lektine sind wie alle Allergene Eiweißverbindungen, die die Darmzellen entzünden und Allergien oder Leaky Gut auslösen. Besonders viele Lektine befinden sich in grünen oder getrockneten Bohnen, können aber durch Kochen unschädlich gemacht werden.
- Omega-Gliadine wurden künstlich in die modernen Weizenprodukte hineingezüchtet und sind für die Weizen- oder Gluten-Allergien verantwortlich. Die alten

nichthybridisierten Dinkelsorten (z.B. Oberkulmer Rotkorn, Roter Tiroler, Ostro u.a.) enthalten natürlich auch Gluten, aber keine allergieauslösende Gliadine.

- Die Lebensmittelindustrie, die diese neue Allergie künstlich ausgelöst hat, bietet gleichzeitig die Lösung an, indem sie dem Kunden teure »glutenfreie« Weizenprodukte verkauft.
- Azidose durch zu viel tierisches Eiweiß: Entzündung entstehen generell im sauren Milieu durch Übersäuerung (Azidose), d.h. durch einen pH-Wert von 5 im Blut (neutral ist von 7,4). Der Nobelpreisträger und Arzt Otto H. Warburg warnte: »Nur im sauren Milieu entstehen Krankheiten, entzünden sich Magen und Darm und wächst der Krebs.« Wenn der pH-Wert nicht sofort wieder ins Neutrale verschoben wird, z.B. mit im Kapitel III beschriebenen basischen Kalbsfußknochen-Brühe, können die klassischen Autoaggressionskrankheiten entstehen.

Weitere Ursachen für Störungen des körperlichen Gleichgewichts und für Entzündung, die zu einem chronischen Leiden führen, sind:

- hybridisierte und gentechnisch veränderte Lebensmittel,
- Wachstumshormone und andere Medikamente aus Massentierhaltung und Aquakultur. Speziell dioxinähnliche, polychlorierte Biphenyle und Acetylacetat in Kuhmilch aus der Massentierhaltung sowie in Fleisch, Eiern und Fisch schädigen die Leber, die Hormone, die Schilddrüse und das Immunsystem. Sie gehören zu den gefährlichsten Giften in unserer Nahrung.
- Chemische Giftstoffe in konventionell angebauten Le-

bensmitteln, v.a. Pestizide (Herbizide, Fungizide und Insektizide). So ist der Unkrautvernichter Glyphosat eine der gefährlichsten Substanzen der Gegenwart – nicht nur, weil er auch für Wildkräuter und nützliche Insekten, Bienen und Schmetterlinge toxisch ist, sondern weil er bei Menschen genotoxisch zellverändernd, karzinogen, entwicklungs- und reproduktionstoxisch und neurotoxisch wirkt. Selbst von der WHO wird Glyphosat als »potentielles Karzinogen« eingestuft.

- Chemische Giftstoffe in der Luft (Feinstaub, Ozon, Stickstoffdioxid),
- Zusatzstoffe im Trinkwasser (Chlor oder Fluor),
- Weichmacher in Plastikverpackungen und Flaschen, die aus dem Kunststoff Polyethylenterephtalat (PET) hergestellt sind. Dadurch können Darmentzündungen, Verdauungsstörungen, Hormonstörungen, Kopfschmerzen und Hautausschläge entstehen. Ebenso schädlich ist der Weichmacher Bisphenol A (BPA) in Dosen und Verpackungen wegen seiner östrogenanalogen Wirkung, die Darmentzündungen, Herz-Kreislauf-Erkrankungen und Diabetes nach sich ziehen kann.
- Konservierungs- und Farbstoffe, u.a. in Kosmetika. Zu den Entzündungsauslösern in Kosmetika gehören die Stearine, das Erdölprodukt Vaseline, Parabene (Konservierungsmittel) sowie chemische Lichtschutzfilter in Sonnencremes. Auch das Aluminium in Deodorants ist Gift für die Haut und Schleimhaut.
- Chemische Arzneimittel, die grundsätzlich eine Magen- und Darmschleimhaut-Entzündung verursachen, vor allem Antibiotika, Cortison und Blutverdünner. Gewarnt sei vor nichtsteroidalen Antirheumatika (NSAR)

mit schmerzlindernden, fiebersenkenden und entzündungshemmenden Eigenschaften, denn diese Schmerzmittel (u.a. Aspirin, Ibuprofen oder Diclofenac) sind alle Säuren und lösen daher Entzündungen aus, z.B. Vaskulitis (Gefäßentzündung), Herzinfarkt oder Schlaganfall).

- Inhaltsstoffe in der COVID-19-Impfung können das Multisystem-Entzündungssyndrom auslösen.

Strahlung

Ein oftmals unterschätzte und bislang zu wenig erforschte Gefahrenquelle sind elektromagnetische Felder (v.a. Mobilfunk, 5G-Strahlung) mit ihrer aggressiven pulsierenden Strahlung. Mobilfunk-Strahlung erzeugt oxidativen Stress und kann die Blut-Hirn-Schranke für Toxine öffnen. Eine der Folgen ist chronische Nervenentzündung. Sie gilt als Vorstufe von Präcancerose (Vorkrebskrankheit) und Krebs. Jüngste Forschungen haben sogar ergeben, dass die Entzündung des Hypothalamus zu verschiedenen Formen des metabolischen Syndroms führen kann: Bluthochdruck, Übergewicht, Diabetes und Herz-Kreislauf-Erkrankungen.

Trotz vieler Hinweise auf Gefahren, die offenbar von diesen nichtionisierten Mikrowellen im Frequenzbereich von 2,4 MHz (G4) bis mit 20 GHz (G5) ausgehen, wissen wir im Grunde nichts über sie! Diese elektromagnetischen Strahlen aus dem Bereich der Telekommunikation (mit allen möglichen Varianten der Wlan-Netze, Sendemasten und Satelliten-Unterstützung aus dem

Weltraum) sind aber womöglich der größte Angriff auf das Leben der Menschen, Tiere und Pflanzen. Mobilfunk-Strahlung ist ein globales Experiment auf Kosten unserer Gesundheit.

Unbekömmlicher Wellensalat

Mehr als 10 000 Studien belegen die gesundheitlichen Schäden, die durch Mobilfunk-Strahlung verursacht werden:

- häufige grippeähnliche Symptome mit Kopfschmerzen, Konzentrationsstörungen, Schlafstörungen, Depressionen, Energiemangel, Müdigkeit
- EEG-Veränderungen
- Unwohlsein und Gedächtnisverlust, Alzheimer- und Demenzgefahr
- Schlafstörungen
- Öffnung der Blut-Hirn-Schranke, sodass virale und bakterielle Krankheitserreger, Neurotoxine, Endotoxine aus dem Darm sowie neurotoxische Schwer- und Leichtmetalle (Aluminium) in das Gehirn eindringen und Nervenzellen zerstören können
- Auslösung von Gehirntumoren (Gliome) auf der Seite des Kopfes, wo das Mobiltelefon verwendet wurde
- Zerstörung der Zellwände, sodass Krebserreger in die Zellkerne gelangen
- Glucose, die aus den Zellen in die Blutbahn fließt, wodurch Diabetes ausgelöst werden kann
- Unfruchtbarkeit von schätzungsweise bereits 30 Prozent aller jungen Männer weltweit, bes. durch Tragen vom Mobiltelefon in der Gesäßtasche, was die Spermien abtötet.

Das Leaky-Gut-Syndrom: Der poröse Darm

In Übereinstimmung mit weltweiten Studien sind eine gute Ernährung und ein sinnvoller Lebensstil zu 80 Prozent an der Erhaltung und Wiederherstellung der Gesundheit beteiligt, der Rest ist Genetik und Umwelt. Beide Bereiche, Ernährung und Lebensstil, haben einen direkten Einfluss auf den Zustand des Darm-Mikrobioms, ganz speziell auf die Beschaffenheit der menschlichen Darmflora als erster »Verteidigungslinie«.

Wird die Darmflora durch äußere oder auch seelische Einflüsse angegriffen, kann die Darmschleimhaut entzünden und für die Mikroorganismen im Darm passierbar werden. Dieses Phänomen des porösen Darms bezeichnet man als Leaky-Gut-Syndrom – einen sehr gefährlichen Zustand und die eigentliche Ursache aller sogenannten Autoaggressionskrankheiten.

Dabei geraten die Inhaltsstoffe des Darms, u.a. Bakterien, Pilze, Allergene und Speisereste, durch den entzündeten Darm in die Blutbahn und aktivieren das Immunsystem zur Bildung von körpereigenen Abwehrstoffen, die nun die eindringenden »Feinde« beseitigen. Eine ganze Armee von Leukozyten, Killerzellen, Entzündungszellen, Fresszellen oder Nekrosezellen wird in Marsch gesetzt. Durch die massive Erhöhung von Abwehrstoffen im Blut, das ja sämtliche Körperzellen versorgt, erhöht sich beim porösen Darm auch die Gefahr der autoaggressiven Attacke: Die körpereigenen Killerzellen beginnen, eigene Körperzellen anzugreifen und zu zerstören, wobei sämtliche Organbereiche potenziell betroffen sein können.

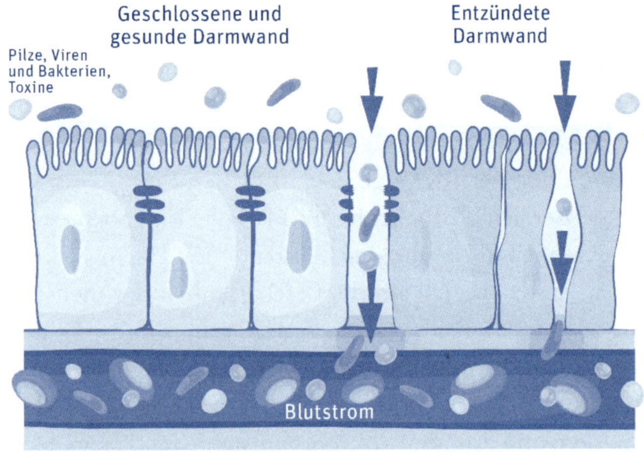

Abb. 1: Der chronisch entzündete Darm: Fremdeiweiß, Allergene, Toxine, Mikroorganismen entzünden die Darmwand. Die Darmflora, Allergene, Speisereste und Endotoxine passieren die entzündete Darmwand und lösen im Blut eine Sepsis aus. Die Waffen des Abwehrsystems zerstören die Eindringlinge und vernichten sie durch Antikörper, Autophagozytose oder Entzündung im Zytokinsturm.

Durch die länger andauernde Immunreaktion werden schließlich zusätzlich weitere Immunzellen, die sogenannten Lymphozyten, aktiviert. Diese Zellen vermehren sich unter anderem in den Lymphknoten, weshalb diese bei Infektionskrankheiten auch anschwellen. Sie produzieren nach ihrer Aktivierung spezifische Antikörper, also Proteine, die jetzt sehr präzise die Krankheitserreger bekämpfen können.

Viele rheumatische Krankheiten sowie Schlaganfall, Herzinfarkt und sogar Krebs können autoaggressiv ausgelöst werden. Es betrifft sogar neurologische Störungen.

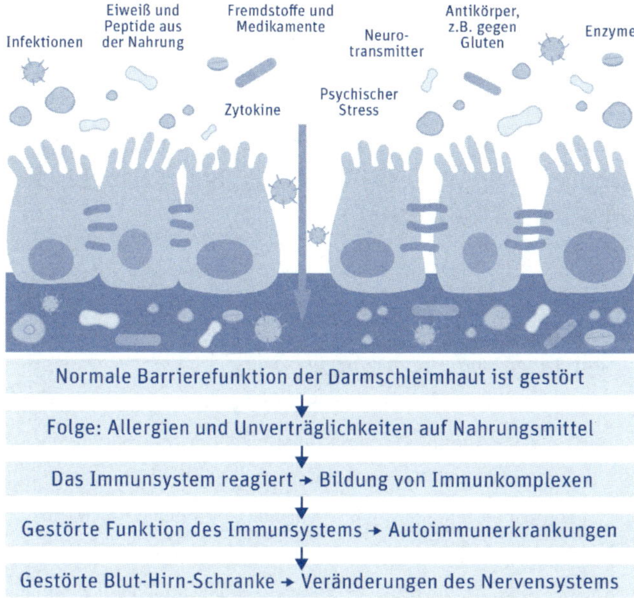

Abb. 2: Leaky Gut, der poröse Darm – Ursache aller Autoaggressionskrankheiten: Die entzündete Darmschleimhaut öffnet sich, die Mikroorgnismen durchdringen die Haut und lösen einen Abwehrsturm aus, um die Eindringlinge zu vernichten, zu verbrennen oder zu entsorgen.

Zwar wurde vor einigen Jahren eine Entzündung im Gehirn noch nicht einmal für möglich gehalten, da die Blut-Hirn-Schranke das Gehirn normalerweise vor Krankheitserregern, Toxinen, Bakterien und anderen fremden Eindringlingen schützt. Aber aktuelle Forschungen zeigen, dass neurologische Entzündungen sehr weit verbreitet sind, wodurch die Krankheitserreger, Toxine, Bakterien und andere fremde Erreger – z. B. Borrelien – in das Gehirn eindringen. Gemeinsam mit Toxinen aktivieren sie die Mikro-Gliazellen und verursachen neurologische Entzündungen. Dieses Problem ist so häufig, dass Ärzte sogar einen Namen dafür haben: Leaky-Brain-Syndrom. Durch das Leaky-Brain-Syndrom kann der Stoffwechsel so langsam werden, dass daraus ein metabolisches Syndrom mit vier lebensbedrohlichen Symptomen entstehen kann: zu hohe Werte bei Blutdruck, Blutzucker, Blutfett sowie zu viel Körperfett (Adipositas).

Das Übel der Autoaggressionskrankheiten besser verstehen und an der Wurzel packen

Das Leaky-Gut-Syndrom und das Leaky-Brain-Syndrom sind die Ursachen für unterschiedliche Krankheiten und Symptome:

- Entzündung der Magenschleimhaut (Gastritis) und der Darmschleimhaut bzw. Darmentzündung, Reizdarm, Morbus Crohn, Colitis ulcerosa, Divertikulitis, Durchfall mit oder ohne Blut, Verstopfung oder im Wechsel mit Durchfall, Helicobacter-pylori-Infektionen
- Funktionelle Schäden: Zerstörung der Darmflora (Dysbakterie), Bauchkrämpfe, Bauchschmerzen, Völlegefühl, Blähungen, Blähbauch, Aufstoßen, Erbrechen, Azidose
- Allergien
- Herz- Kreislauf-Erkrankungen, z. B. Arteriosklerose, Myokarditis (Herzmuskelentzündung), Herzinfarkt o. Schlaganfall
- Krebserkrankungen (v. a. Magen-, Darm-, Pankreas-, Brust-, Eierstock-, Gebärmutterhals-, Prostatakrebs)
- Neurologische Erkrankungen (Demenz und Alzheimer, Parkinson, MS, Schizophrenie, Migräne Depression und Angst, Gedächtnisschwäche)
- Knochen- und Gelenkkrankheiten (Arthritis, Polyarthritis,

Osteoarthritis durch chronische Entzündungen der Gelenke, Rheumatoide Arthritis, Fibromyalgie)

- Hautkrankheiten (Dermatitis, Neurodermitis, Ekzeme, Psoriasis, Akne, Rosacea)
- Chronische Infektionen des Urogenitalsystems: Blasenentzündung (Cystitis), Harnwegsinfektionen, Prostatitis
- Autoaggressionskrankheiten verschiedener Organe: z. B. Hashimoto (Schilddrüsenentzündung), Diabetes Typ II
- Erkrankungen des Immunsystems: Abwehrschwäche, HIV, Fibromyalgie, Präcancerose, Covid-19-Virusinfektion

Eine gesunde Ernährung und ein gesunder Lebensstil können dazu beitragen, chronische Entzündungen zu reduzieren.

Stress – die Wurzel ALLER Krankheiten

Stress in all seinen Formen – politischer, psychischer, emotionaler, körperlicher oder sogar spiritueller Stress – ist zum entscheidenden Hauptfaktor bzw. Auslöser für alle Krankheiten geworden. Nicht nur der Stress von heute oder dieser Woche, sondern auch der verinnerlichte Stress, der sich über Jahre aufgebaut hat.

Stress ist lebensnotwendig, wenn es darum geht, durch eine Flucht- oder Kampfreaktion einer lebensbedrohlichen Gefahr auszuweichen, aber Dauerstress macht krank.

Besonders krank macht Stress, der durch Angst, Panik und Horror ausgelöst wird, um politische Ziele zu erreichen, wie beispielsweise durch Einschränkungen der Grundrechte, Impfzwang oder Verlust bürgerlicher Freiheiten. Stress beeinflusst nicht nur unser Immunsystem, sondern erzeugt auch immer ein Gefühl von Ohnmacht, Ärger, Traurigkeit, Angst, Frustration und Wut. Die Folgen sind katastrophal und nachhaltig und zum großen Teil die Hauptursachen aller Krankheiten.

Die Zusammenhänge zwischen Stress und Krankheit werden durch neurowissenschaftliche Studien bestätigt. Sobald wir in Angst und Schrecken geraten, kommt es im Gehirn zu einer Stressreaktion, und die Blut-Hirn-Schranke öffnet sich. Die Stresshormone Adrenalin, Noradrenalin, Östrogen und Cortisol fließen mit dem Blut durch den ganzen Körper, mit beträchtlichen Auswirkungen:

- Krankheitserreger, Endotoxine, neurotoxische Schwer- und Lichtmetalle können die Nervenzellen entzünden
- Der Darm kann sich entzünden (Leaky Gut)
- Der Verstand wird abgeschaltet; wir können nicht mehr klar denken
- Das Herz rast; der Blutdruck steigt
- Organfunktionen werden außer Kraft gesetzt; Lunge, Milz, Leber, Galle, Nieren, Bauchspeicheldrüse, Geschlechtsorgane sind besonders beeinträchtigt. Die Verdauung setzt aus.
- Es findet keine Selbstheilung mehr statt
- Das Immunsystem fährt herunter. Es bilden sich weniger Abwehrzellen; wir werden anfälliger.
- Die Glückshormone Serotonin, Oxytocin, Dopamin, Phenylalanin fehlen. Die weitreichenden Folgen sind

Migräne, Depressionen, Parkinson, MS, Demenz, Alzheimer, schlimmstenfalls sogar Suizid.
- Die psychischen Störungen sind mit 26 Prozent heute die häufigste Krankheit noch vor Herz-Kreislauf und Krebs. Laut WHO ist Stress- Burnout die Nr. 1 unter den weltweiten Krankheitserscheinungen.
- Chronischer Stress stört das Gleichgewicht von Anspannung (Sympathikus) und Entspannung (Parasympathikus) und führt zu einer hohen Erregung im Zentralen Nervensystem und im Herz mit einer Pulsfrequenz über 70. Die Ursachen sind Überanstrengung ohne ausgleichende Entspannung

Unverarbeitete Kindheitstraumata

Neue wissenschaftliche Erkenntnisse bestätigen, dass die Kindheit die seelische und körperliche Gesundheit beeinflusst und dass Krankheiten durch eine glückliche Kindheit verhütet werden können. Hingegen können leidvolle Erfahrungen in der Kindheit chronische Entzündungen auslösen, die das ganze Leben belasten. Das Ende dieser Entwicklung ist erst am Ende der Pubertät möglich.
Besonders viele Magen-Darm-Patienten haben traumatische Erfahrungen hinter sich, die unverarbeitet blieben, weil über Gewalt in der Kindheit »nicht gesprochen« wird. Ganz natürlich schalten auch Kinder in Situationen von Frust, Zwang, Angst und bei Traumatisierung in den Überlebensmodus, wobei es im gesamten Körper zu den bekannten heftigen Dysregulationen

durch Stress kommen kann. Kinder leiden deshalb oft an Verstopfung, Magen- und Darmschmerzen, Blähungen und Darmentzündungen. Entzündung ist immer ein Ausdruck von Stress.

Ein Trauma muss mit Liebe und Freude beseitigt werden. Die wirksamste Trauma-Therapie besteht darin, die Betroffenen mit Liebe und Freude zu überschütten. In der Seele liegt ein Schatz mit 35 spirituellen Heilkräfte von der Liebe Nr. 1 bis zur Lebensfreude Nr. 35 (s. a. Kap. IV), damit die Kinder stark und gesund werden.
Negative Kindheitserfahrungen, sog. ACE (Adverse Childhood Experiences), wurden in drei Gruppen eingeteilt:

1. Missbrauch
2. Vernachlässigung und
3. Gewaltanwendungen im häuslichen Bereich

Die Anzahl der Kategorien schädlicher Handlungen bei Kindern zeigte eine abgestufte Beziehung zum Auftreten von Erkrankungen im späteren Leben, einschließlich ischämischer Herzerkrankungen, Krebs, chronischer Lungenerkrankung, Knochenbrüche oder Lebererkrankungen. Auch wurde ein starker Zusammenhang von der Trauma-Erfahrung durch kindlichen Missbrauch und den häufigsten Autoaggressionskrankheiten festgestellt.

Chronischer Stress wurde mit vielen gesundheitlichen Problemen in Verbindung gebracht, darunter Depressionen, Herzerkrankungen und Diabetes. Niemand wusste genau, wie oder warum chronischer Stress das

Krankheitsrisiko erhöhte – bis vor Kurzem: Eine Studie der größten amerikanischen Krankenversicherung »Kaiser Permanente« aus dem Jahr 2013 zeigt, dass chronischer Stress den genetischen Code von Immunzellen verändert, bevor sie in den Blutkreislauf gelangen, und sie auf die Bekämpfung von Infektionen und Traumata vorbereitet, auch wenn sie nichts zu bekämpfen haben!

Freie Radikale, die heimlichen Killer

Der Körper verbraucht im Stress sehr viel Energie, die er den lebenswichtigen Körperfunktionen und Organen entzieht. Dazu wird Sauerstoff verbrannt, und dabei entstehen freie Radikale. Das sind aggressive und hochreaktive Verbindungen mit nur einem Elektron (wie Sauerstoff, Stickoxid, Peroxide), das bestrebt ist, durch Oxi_dation irgendeinem anderen Molekül ein Elektron zu entreißen. Dadurch entstehen neue Radikale, die wiederum das Bestreben haben, anderen Molekülen das Elektron wegzunehmen. Außerdem attackieren freie Radikale andere Körperzellen und Organe, wodurch sie vom eigenem Abwehrsystem autoaggressiv zerstört werden. So entstehen alle gefährlichen Autoaggressionskrankheiten wie Krebs, Herz-Kreislauf-Erkrankungen, Diabetes und viele andere neurologische Krankheiten wie z.B. Demenz, Alzheimer, Parkinson, MS oder Depressionen.

Der Zytokin-Sturm

Seit es Menschen gibt, werden sie von ihrem Abwehrsystem vor Gift- und Fremdstoffen geschützt. In dem Moment aber, wo Lebensmittel- oder Umweltgifte, Allergene wie z. B. Gluten oder Toxine, auch »Spike«-Fremdeiweiße (erzeugt durch die Covid-19-Impfung), in die Blutbahn gelangen, greifen sie das Abwehrsystem an. Zur selben Zeit werden vom Abwehrsystem Antikörper freigesetzt, um diese Giftstoffe zu entsorgen. Bei einem zu heftigen und lang anhaltenden Angriff werden zu viele Antikörper hergestellt, die dann auch noch die eigenen Körperzellen und Organe autoaggressiv angreifen und zerstören, mit lebensbedrohenden Folgen.

Normalerweise transportieren die Antikörper die Giftstoffe in die Autophagozytose, wo sie wie Sondermüll verbrannt oder von den natürlichen Killerzellen vernichtet zu werden. Dabei werden die Proteine in ihre Aminosäurebausteine zerlegt und zu neuen Körperzellen recycelt. Recycling ist ein lebensnotwendiges »Selbstmord«-Programm für alte oder geschädigte Zellen, um Krankheiten zu verhüten.

Die Störung der Autophagozytose kann Krebs oder neuro-degenerative Krankheiten, Infektionskrankheiten oder Herz-Kreislauf-Krankheiten verursachen, weil Toxine, wie z. B. Spike-Proteine, Tumorzellen, alte Nervenzellen oder bakterielle, virale und pathogene Krankheitserreger nicht mehr vollständig entfernt werden können. Für die Erforschung dieses Prozesses hat der japanische Forscher Yoshinori Ōsumi 2016 den Nobelpreis für Medizin erhalten.

III
Das Darm-Heilungsprogramm

Sie wissen nun, wie wichtig es für die Gesunderhaltung und Heilung ist, autoaggressives Geschehen auszuschalten. Dazu gehört vor allem die Sanierung der Darmflora, eine optimale Ernährung und die Vermeidung seelisch auslösender Ursachen für Autoaggression.
Nach intensiven Forschungsarbeiten und dem Studium von magen- und darmwirksamen Arzneimittelpflanzen habe ich ein Heilmittel entdeckt, das in der Lage ist, die chronische Darmschleimhautentzündung auszuheilen, die pathogenen Keime aus dem Darm zu entfernen und die natürliche Darmflora wiederherzustellen.
Das komplette hildegardsche Darmsanierungsprogramm stelle ich hier in den einzelnen Schritten vor:

1. Darmflora-Analyse und Leukozyten-Test bei der Stuhlanalyse zur Diagnose einer chronischen Darmentzündung (Leaky-Gut-Syndrom)
2. Darmsanierung mit der Bärwurz-Kur
3. Wiederherstellung der Darmflora mit Probiotika
4. Ergänzende Maßnahmen zur Regeneration: Einsatz von speziellen Präbiotika (v. a. Dinkel), Ausheilung der Darmentzündung mit Kalbfußknochen-Brühe, Flohsamen-Wein, Fencheltee mit Essig und Wasserlinsen-Elixier sowie – vor allem natürlich – eine Ernährungsumstellung
5. Psychisch-seelische Neuorientierung
6. Aderlass

1. Die Darmflora-Analyse

Entscheidend für die Erhaltung bzw. Wiederherstellung der körperlichen, geistigen und seelischen Gesundheit ist der Zustand des menschlichen Mikrobioms, speziell der Zustand von Darmflora und Darmschleimhaut. Anhand einer professionellen Stuhlanalyse lässt er sich feststellen, um auf dieser Grundlage über passende Therapieschritte zu entscheiden. Seit 30 Jahren arbeite ich dazu mit dem Mikrobiologen Dr. Rüdiger Pohl und seinem Speziallabor für Mikrobiologisch Biochemische Analytik (Bad Saarow bei Berlin) zusammen. Die Stuhlprobe wird in einem Stuhlanalysen-Röhrchen gesammelt und hygienisch einwandfrei an das Labor eingeschickt. Innerhalb von zehn Tagen liegen die Analyseergebnisse vor.

Es werden folgende Befunde erhoben:

- Darmflora von Dickdarm und Dünndarm: E.Coli, Enterobakterien (Klebsiellen), Candida-Arten, Schimmelpilze, Bakteroides, Clostridien, Laktobakterien, Bifidobakterien.
- pH-Messungen vom Enddarm zur Erfassung des Säurewertes
- Sprosspilze und Verdauungsrückstände
- Leukozyten-Nachweis zur Erfassung von Entzündungszeichen an der Darmschleimhaut
- Darmparasiten und Würmer
- Helicobacter pylori (Nachweis von Gastritis)
- Adeno- bzw. Rota-Viren
- Nachweis zu Durchfallerkrankungen durch entweder Salmonellen, Shigellen, Yersinien oder Enteritis-Arten

Die Befunde werden in meiner Praxis ausgewertet, und die Patienten bekommen eine maßgeschneiderte Therapie vorgeschlagen, um den Darm zu sanieren. Zusammenfassend kann ich sagen, dass in meiner Praxis in den letzten 35 Jahren über 30 000 Patienten mit der Bärwurz-Kur behandelt wurden, mit einer Erfolgsrate von 80 bis 90 Prozent.

2. Darmsanierung mit der Bärwurz-Kur

Hildegard beschrieb bereits vor 800 Jahren aus visionärer Sicht die Ursachen, die für die Auslösung von Krankheiten verantwortlich sind, und die Naturheilmittel, die den Darm heilen und sanieren können. Als Erste beschrieb sie, dass Pilze im Darm Migräne auslösen können und wie man Migräne, eine noch heute »unheilbare Krankheit«, ausheilen kann. In ihrer Schrift »*Physika*« heißt es: »Das ist das köstlichste Heilmittel und wertvoller als Gold und nützlicher als das reinste Gold, weil es die Migräne vertreibt und die Verschleimung mindert, welche rohe Birnen in der Brust des Menschen verursachen, und alle schlechten Säfte im Menschen vertreibt und den Menschen so reinigt, wie man einen Topf von seinem Schimmel reinigt.«

Aus Sicht der wissenschaftlichen Pflanzenheilkunde beschreibt Hildegard hier ein Universalheilmittel aus drei stark wirksamen Wurzeldrogen und dem Pfefferkraut, das nach jahrelanger Forschung und vielen Versuchen als Bohnenkraut identifiziert wurde. Hildegard bezeichnet dieses Mittel wertvoller als Gold, weil es den Darm von seinem »Schimmel« und deren Toxinen befreit, die für die Auslösung von schweren Autoimmunkrankheiten verantwortlich sind.

Der Hinweis auf die Reinigung von »Schimmel« brachte mich auf die Idee der Darmreinigung nach Hefepilz- und Schimmelpilzbefall des Darmes und ich entwickelte die Bärwurz-Kur. Sie besteht aus den Komponenten Bärwurz-Gewürzmischung, Birnen und Honig und sie hat sich als Universalheilmittel zur Darmsanierung bei zerstörter Darmflora, bei Darmentzündung (Colitis ulcerosa), Morbus Crohn, bei porösem Darm (Leaky-Gut-Syndrom), außerdem zur Verhütung von Darmpolypen, Zysten, Präcancerose und Darmkrebs erwiesen.

Die Bärwurz-Kur bietet optimale Hilfe und die Heilungsgrundlage bei fast sämtlichen Autoaggressionserkrankungen und ist damit tatsächlich »wertvoller und wirksamer als Gold« und zudem eine kostengünstige Innovation für Mensch und Umwelt:

- Kosten-Nutzen-Relation: Da das Bärwurz-Mischpulver für unter 20 € im Handel (Bezugsquelle siehe Anhang) zu haben und das Mus leicht selbst herzustellen ist, stellt diese Methode einen unschlagbar kostensparenden Beitrag zur Volksgesundheit dar.
- Aktualität: Millionen Menschen in der westlichen Welt leiden an den Folgen von Autoaggressionskrankheiten, die »normalerweise« chronisch, d. h. unheilbar sind. Die jahrelangen Behandlungskosten belasten nicht nur die Krankenkassen, sondern auch die Volkswirtschaft (Arbeitsausfall).

- Methodik: Wegen ihrer sehr guten Patientenakzeptanz ist die hier beschriebene Behandlungsmethode einfach und sehr gut nachvollziehbar.
- Nachhaltigkeit: Das hier beschriebene Naturheilverfahren zur Prävention und zur Beseitigung von Autoaggressionskrankheiten hat im Vergleich zur üblichen Methode eine unschlagbare Nachhaltigkeit für Patienten und die Umwelt, da bei der normalen schulmedizinischen Behandlung chemische Arzneimittel mit starken Nebenwirkungen und umweltschädlichen Auswirkungen eingesetzt werden. Studien der Universität Konstanz haben ergeben, dass diese chemischen Arzneimittel im Bodenseewasser nachgewiesen werden können und eine Gefahr für die Wasserqualität und die Umwelt darstellen. Im Gegensatz dazu sind die hier beschriebenen Naturstoffe biologisch abbaubar und keine Gefahr für Mensch und Natur.

Die Inhaltsstoffe der Bärwurz-Gewürzmischung

Bärwurz-Pulver – Regeneration der Darmschleimhaut

Bärwurz (Radix Meum anthamanticum) oder auch Bärenfenchel ist ein stark aromatisches Gewürz aus den Wurzeln des Bärwurz, der im Bayrischen Wald, West- und Mitteleuropa, Spanien, Bulgarien und Schottland wächst. Bärwurz wird als Heilmittel weder in der Naturheilkunde noch in der Schulmedizin angewendet.
Wäre es nicht in der Hildegard-Medizin oder zur Herstellung des Bayrischen Wurzelschnaps erwähnt, wäre er vollkommen unbekannt.

Aufgrund seiner Bioflavonoiden-Inhaltsstoffe Kampferol und Luteolin schützt Bärwurz die Zellmembranen und die Gene vor dem autoaggressiven Angriff von freien stressbedingten Sauerstoff-Radikalen.
Die ätherischen Öle verleihen der Wurzel eine antiseptische, antibakterielle, antimykotische und antivirale Wirkung, die für eine Darmsanierung von entscheidender Bedeutung ist.
Bärwurz hat eine stark hemmende Wirkung gegen die Thrombosebildung des Blutes (Thrombozyten-Aggregationshemmung), was für die einwandfreie Nahrungsmittelaufnahme des Blutes im Darm von größter Bedeutung ist.
Als magenstärkendes und darmreinigendes Mittel hilft Bärwurz bei allen entzündlichen Magen- und Darmerkrankungen.

Galgantpulver – Gewürz des Lebens

Nur der *kleine* Galgant mit dem botanischen Namen *Alpinia officinarum L., HANCE.* besitzt die hochwirksamen Inhaltsstoffe wie z. B. ätherische Öle, Bioflavonoide, Scharfstoffe und Polyphenole als Antioxidantien. Er wirkt:

- entzündungshemmend
- krampflösend
- antibakteriell, antiviral, antimykotisch
- krebshemmend
- thrombose- und emboliehemmend
- durchblutungsförderndimmunstimulierend zur Verhütung von Autoaggressionskrankheiten, insbesondere Krebs

- antioxidativ zur Beseitigung von Sauerstoff-Radikalen und Schutz vor Entzündungen
- lindernd bei Magen-Darmbeschwerden durch Entfernung von Darmgasen (Roemheld-Syndrom)

Süßholzwurzelpulver (Lakritze) – Entzündungshemmer

Lakritze, abgeleitet von der Süßholzwurzel *(Glycyrrhia glabra)* enthält wertvolle pharmakologische Inhaltsstoffe, z. B. Bioflavonoide als Sauerstoff-Radikalfänger und vor allem das hochwirksame Glycyrrhizin mit Cortison-ähnlicher entzündungshemmender Wirkung, ohne dessen schädlichen Nebenwirkungen.
Insbesondere wurden vom Glycyrrhizin folgende Wirkungen festgestellt:

- Entzündungshemmend: angefangen bei der gesamten Schleimhaut von Mund und Atemwegen (bei Bronchitis, Husten, Speiseröhre, Magen- und Zwölffingerdarm-Entzündung) bis zum Enddarm (insbesondere bei Magen- und Darmgeschwüren, Darmentzündungen (antiulcerogene Wirkung). Hervorzuheben sei hier schon der Rosen-Lakritz-Saft, der aufgrund seiner genialen Zusammensetzung besonders wirkungsvoll bei Entzündungen von der Mundschleimhaut, Gastritis oder Colitis ist.
- Antimikrobiell.
- Antimykotisch: gegen Sprosspilze auf der Zunge und in der Mundhöhle, gegen Hefepilze (Candida albicans) in der Darmflora.
- Antiviral: Reduktion der Virulenz durch Aktivierung der Killerzellen gegen verschiedene Viren (Sars, Covid-19, Herpes, Polio, Influenza A und B, Herpes

Zoster/Gürtelrose, außerdem Wachstum und Vermehrung hemmend von HIV- und Hepatitis-A-Viren. Rosen-Lakritz-Saft kann darüber hinaus das Wachstum von Epstein-Barr-Viren behindern und dadurch die Bildung von Krebs verhüten.

- Anticancerogen: Tumorwachstum hemmend.
- Antioxidativ: Beseitigung von Sauerstoff-Radikalen und Schutz vor Entzündungen und Magen- und Darmkrebs.
- Antimutagen: Verhütung von DNA-Schäden durch freie Radikale, chemische Arzneimittel oder elektromagnetische Felder bzw. 5G-Strahlung.

Pfefferkraut (Bohnenkraut) – stärkstes Karminativum

Das blähungstreibende Bohnenkraut fördert die Verdauung und besitzt antibakterielle und antivirale Wirkung aufgrund seiner ätherischen Öle. Als Antioxidans ist es entzündungs- und krebshemmend. Antioxidantien sind Schutzengel für die Körperzellen und können den stressbedingten Dauerbeschuss der freien Sauerstoff-Radikale auf die Körperzellen beseitigen, d. h., sie sind in der Lage, die Entstehung von chronischen Entzündungen zu verhindern.

Rezept Bärwurz-Mus

Für die Bärwurz-Kur ist das Mus sehr einfach zuzubereiten und besteht aus folgenden Zutaten:

1 Packung Bärwurz-Gewürzmischung
1,6 kg Birnen
250 g Honig

Zubereitung

Birnen schälen, entkernen und in Stücke schneiden, anschließend in Wasser weich kochen. Durch ein Sieb das Kochwasser abgießen, dann die Birnen pürieren.

Das Birnenpüree nochmals erhitzen, den Honig dazugeben und einmal aufkochen lassen.

Anschließend das Bärwurz-Mischpulver dazugeben, verrühren und alles zusammen erneut einmal aufkochen lassen (Vorsicht: spritzt heftig!).

In saubere Schraubgläser abfüllen.

Die Menge reicht für etwa drei bis vier Wochen.

Es empfiehlt sich, immer nur ein Glas in Gebrauch zu haben und die übrigen Gläser zwischenzeitlich einzufrieren. Ansonsten im Kühlschrank lagern.

Anwendung

morgens 1 TL vor dem Frühstück,

mittags 2 TL nach dem Essen,

abends 3 TL vor dem Schlafengehen.

Kinder und empfindliche Patienten nehmen die gleiche Kur messerspitzenweise in aufsteigender Dosierung, eventuell mit dem Essen.

Dauer der Einnahme

3 Monate

Es empfiehlt sich eine nochmalige Überprüfung der Darmflora mit Stuhlprobe nach Abschluss der Bärwurz-Kur und anschließend 4 Wochen Pause.
Die Kur kann in hartnäckigen Fällen von Darmschäden wiederholt werden.

Während der gesamten Behandlungsdauer mit der Bärwurz-Kur empfiehlt sich eine spezielle Ernährung basierend auf Dinkel, Obst und Gemüse.

3. Wiederherstellung der Darmflora mit Probiotika

Im Anschluss an die Bärwurz-Kur erfolgt die Einnahme von guten Darmbakterien – um fehlende Bakterien zu ersetzen und neu anzusiedeln bzw. um pathogene Keime zu verdrängen und am Wachstum zu hindern.
Die Zusammensetzung der Darmflora kann sich im Laufe des Lebens verändern; sie spiegelt jeweils den Gesundheitszustand sowie verschiedene Einflüsse wider. Deshalb ist die Darmflora bei jedem Menschen so einzigartig wie sein Fingerabdruck. Im Alter wird die Darmflora oft instabiler, und die Vielfalt der Darmbakterien nimmt ab. Probiotika ersetzen fehlende Darmbakterien.
Es gibt zwar viele Probiotika mit Darmbakterien, aber nur wenige mit Darmbakterien humaner Abstammung.

In der Darmsanierung nach Hildegard werden ausschließlich Letztere verwendet:
Mutaflor mit E.coli-Bakterien eines Soldaten aus dem Ersten Weltkrieg, der eine Ruhr-Epidemie überlebt hat, weil er durch eine starke E.coli-Besiedelung geschützt war.
Oder aber *Bactoflor 10/20,* das aus zehn Kulturen besteht.

Wichtig: Bei porösem Darm (Leaky-Gut-Syndrom) – was durch einen positiven Leukozyten-Befund im Stuhl nachgewiesen wird – sollte vor der Sanierung mit Probiotika zuerst die chronische Entzündung beseitigt werden! Es können sonst nicht nur die eigenen Mikroorganismen, sondern auch die zugeführten Probiotika durch die entzündete Darmwand ins Blut gelangen und eine autoaggressive Reaktion der eigenen Abwehr auslösen.

4. Ergänzende Maßnahmen zur Regeneration

Für die Ausheilung der *akuten* Darmentzündung werden unterstützend und begleitend die in diesem Buch beschriebenen Heilmittel für mindestens vier Wochen eingesetzt:

- Bärwurz-Kur, Wasserlinsen-Elixier, Hildegard Immun Kraft®, Flohsamen-Wein, Rosen-Lakritz-Saft
- Dinkelkost
- Reichlich Obst und Gemüse (bes. Maroni, Fenchel, Rote Bete, Sellerie, Karotten)

- Kalbsfußknochen-Brühe
- Dinkelgrießsuppe mit Gemüse
- Vegetarische Brotaufstriche
- Fencheltabletten, Fenchel-Galgant-Tabletten, Bertram, Quendel
- Fencheltee, Schafgarben-Tee (aus Schafgarben-Pulver), gelöschter Wein
- Stickstoffmonoxid-Stimulation durch Antioxidantien in Früchten und der Immun Kraft®-Edelschokolade (s. a. S. 194)
- Transformation der 35 Stress- und Risikofaktoren in 35 Seelen-Heilkräfte. Fangen Sie gleich damit an: Heben Sie die Hände und atmen Sie tief Liebe ein, senken Sie die Arme und atmen Sie Hass aus, Geduld ein, Wut und Zorn aus, Frieden ein, Streit aus, Freude ein und Weltschmerz und Depression aus (weiteres dazu in Kap. IV).

Präbiotika für mehr Stabilität

Die Darmflora benötigt zum Wachsen ein entsprechendes Milieu. Es bildet sich durch vorzugsweise langkettige unlösliche Faserstoffe aus dem ganzen Dinkelkorn oder durch kurzkettige Fettsäuren als Abbauprodukte von löslichen komplexen Kohlenhydraten. Die Ballaststoffe und löslichen Faserstoffe im Dinkel werden durch den Koch- oder Backvorgang aufgeschlossen und von der Darmflora zu Essigsäure, Propionsäure und Buttersäure abgebaut, die das passende schwach saure Milieu bilden, in dem die Milchsäurebakterien im Dünndarm wachsen. Buttersäure besitzt dafür die stärkste Kraft.

Kalbsfußknochen-Brühe – Widerstandskraft gegen Entzündung aufbauen

Kalbsfußknochen enthalten sämtliche 12 Mineralien und Spurenelemente mit einer guten Bioverfügbarkeit für Kalzium, Silizium, Magnesium, Natrium, Kalium, Schwefel, Phosphorsalze in einem Kollagengemisch einer Zuckereiweißverbindungen aus Chondroitinsulfat und Hyaluronsäure. Die basischen Mineralien schützen vor Übersäuerung mit chronischen Entzündungen.

Kalbsfußknochen-Brühe repariert mit ihrem großen Kollagengehalt die gesamte Schleimhaut von Magen und Darm und beseitigt in kurzer Zeit die fünf Entzündungssymptome Hitze, Rötung, Schwellung, Schmerz und Funktionsverlust. Sie hat zudem folgende Wirksamkeiten:

- Entzündungshemmung und Regeneration: Repariert die gesamte Schleimhaut bei Magen- und Darmentzündungen und beseitigt Schmerzen und Entzündungen: Hals-, Speiseröhren- und Magenentzündungen, Colitis, Morbus Crohn, Reizdarm, Leaky-Gut-Syndrom, blutende Hämorrhoiden.
- Entzündungen und Schmerzbeseitigung bei allen Knochenentzündungen: Arthritis, Polyarthritis, Arthrose.
- Verhütung von Gelenkoperationen: Kollagen stärkt Knochendichte, Osteoporose.
- Krebszellen bilden sehr schnell neue Blutgefäße, um den gigantischen Appetit des entstehenden Tumors auf Eiweiß und Sauerstoff zu stillen. Die Antiangiogenese-Faktoren (AAFs) in der Kalbsfußknochen-Brühe hemmen das Wachstum von Blutgefäßen in Krebszellen.

Rezept Kalbsfußknochen-Brühe

Zutaten

1 Kalbsfuß, vom Metzger in Scheiben gesägt, 3–4 l Wasser, ½ Tasse Weinessig, 2–3 Karotten, ¼ Sellerieknolle, 1 Petersilienwurzel, 1 Fenchelknolle, 1 Zwiebel mit Schale, 3 Knoblauchzehen, Salz. Nach Belieben außerdem Bertram, Galgant, Griechenklee-Mischpulver

Zubereitung

Kalbsfußscheiben im Topf knapp mit kaltem Wasser bedecken und zum Kochen bringen, 3 Minuten kräftig sprudeln lassen, um die Knochen zu blanchieren (dient der Säuberung – die Brühe wird dadurch klarer). Dann die Knochen in ein Sieb abgießen und Schaum abspülen.

Erneut mit Wasser ansetzen, kräftig salzen, anschließend mindestens 3–4 Stunden köcheln lassen (es dürfen auch bis zu 12 Stunden sein). Gegen Ende der Kochzeit, etwa 30 Minuten vorher, Gemüse sowie alle anderen Zutaten zufügen. Dann Brühe absieben.

Wenn die Brühe erkaltet ist, geliert sie. Am besten portionieren und im Kühlschrank aufbewahren oder einfrieren.

Anwendung

Kurmäßig mehrere Wochen lang mehrmals pro Woche eine große Tasse Brühe trinken oder als Suppe mit Gemüse, Nudeln, Grießklößchen usw. essen.

Flohsamen-Wein – Heilung für Haut und Schleimhaut

Der Flohsamen-Wein resorbiert bereits im Darm Giftstoffe und Allergene, die das Hautekzem auslösen können, und nimmt den Juckreiz. Auch bei inneren Wunden, z. B. einer entzündeten Speiseröhre, hat sich der Wein zur Heilung und zur Beseitigung des Brenngefühls bewährt.

Zubereitung

3 EL Flohsamen und 1 l Wein 3 Minuten aufkochen und anschließend absieben. Die farblose Flüssigkeit abfüllen (am besten in eine Flasche mit Weithals) und bei Zimmertemperatur aufbewahren.

Anwendung

3 × täglich 1 Schnapsglas (2 cl) vor dem Essen.

Einnahmedauer

4 Wochen

Fencheltee mit Essig – Eindämmung von Sprosspilzen auf der Zunge und Candida im Darm

Mit seiner Kombination von Fenchel und Weinessig hilft dieser Tee gegen Sprosspilze und Candida. Forscher fanden zudem heraus, dass Weinessig Entzündungen und Allergien im Dickdarm reduziert, indem er Fremdproteine unterdrückt, die Entzündungen auslösen.

Durch das Einschalten von Genen (»epigenetisches Schalten«) bewirkt die Essigsäure, dass das Immunsystem mehr T-Zellen im Darm produziert, die für die Eindämmung von übermäßigen Entzündungsreaktionen sowie von Autoimmunerkrankungen wichtig sind.

Zubereitung und Anwendung
1 EL Weinessig in 1 Tasse Fencheltee am Abend.

Einnahmedauer
Bis zum Verschwinden der Pilze (Zunge klar) und ggf. Candida-Analyse negativ.
Ergänzend sind auch Bertram-Tabletten zur Beseitigung von pathogenen Bakterien, Viren und Sprosspilzen auf der Zungenschleimhaut hilfreich.

Wasserlinsen-Elixier – Stärkung des Immunsystems

Wie sich bei Tausenden von Patienten in den letzten 35 Jahren gezeigt hat, ist eine Kur mit Wasserlinsen-Elixier das stärkste bekannte Mittel zur Bekämpfung von Entzündungen und Autoaggressionskrankheiten, speziell von allen Formen chronischer Darmschleimhautentzündung (Leaky-Gut-Syndrom, Colitis ulcerosa, Morbus Crohn, Reizdarm sowie Präcancerose und Krebs). Und all dies ist möglich ohne jedwede schädlichen Nebenwirkungen.
Im Elixier enthalten sind: Wasserlinsen, Ingwer, Zimt, Salbeiblätter, Fenchel, Rainfarnkraut, weißer Pfeffer,

Blutwurz, Ackersenf, Labkraut, Rotwein, Honig. Das Elixier hat dank dieser Mischung eine vergleichsweise überragende antioxidative und entzündungshemmende Wirkung. Antioxidantien verhüten die Entstehung von Krebs, indem sie den Angriff der Sauerstoff-Radikale auf die Membranen der Körperzellen und die Chromosomenbrüche an der Erbsubstanz DNA verhüten.

Anwendung
Täglich 1 Schnapsglas (2 cl) morgens vor dem Frühstück und abends vor dem Schlafen.

Einnahmedauer/Kurdauer
8 Wochen (entspricht 8 Flaschen, Bezugsquelle siehe Anhang).

Wasserlinsen-Elixier forte: Die Wirkung lässt sich sogar noch steigern, wenn man pro Flasche (500 ml) Wasserlinsen-Elixier 2–4 TL von Hildegard Immun-Kraft (Bezugsquelle siehe Anhang) hinzufügt, das Ganze nochmals 1 Minute kräftig aufkocht und ohne Filtration in die gleiche Flasche zurückgießt.

Ernährungsumstellung

Eine Ernährungsumstellung begleitend zur Bärwurz-Kur ist unerlässlich. Grundsätzlich empfehlen wir fast jedem unserer Patienten, möglichst dreimal täglich Dinkel in irgendeiner Form zu sich zu nehmen:
morgens: Dinkel-Habermus

mittags: Dinkel-Kernotto (geschälte Dinkelkörner, Koch-Dinkel,), Dinkelnudeln, Dinkelspätzle, Dinkelgrießsuppe mit Gemüse, Kopfsalat mit Dinkelkörnern
abends: Gemüsesuppe mit Dinkel oder Dinkelbrot mit vegetarischen Brotaufstrichen
Im Kapitel V finden Sie alles, was Sie darüber hinaus für eine gesunde Kost gemäß der Hildegard-Heilkunde wissen müssen.

Rezept Dinkel-Habermus (für 1 Person)

Dinkel-Habermus ist in einem speziellen Grützgang geknacktes Korn *ohne* mehlige Anteile. (Im Gegensatz dazu enthält geschroteter Dinkel noch alle mehligen Anteile)

Zutaten

½ Tasse Dinkel-Habermus
1 Tasse Wasser
1 Apfel, in Würfel geschnitten
1 TL Honig oder Ahornsirup
Je 1 Messerspitze Zimt, Galgant und Bertram
Zur Verfeinerung zusätzlich:
1 TL Mandelblättchen
Rosinen oder Preiselbeeren nach Belieben

Zubereitung

Dinkel-Habermus in Wasser einrühren und unter ständigem Rühren zum Kochen bringen. Äpfel, Mandeln, Honig und Rosinen dazugeben und etwa 10 Minuten bei abgeschalteter Herdplatte und abgedeckt ausquellen lassen.

5. Psychisch-seelische Neuorientierung

Der Sinn der gesamten Hildegard-Heilkunde besteht darin, die psychisch-seelischen Ursachen der Krankheiten zu beseitigen, die die Selbstheilung blockieren und das Immunsystem schwächen. Zu einer Darmsanierung gehört deshalb neben der physischen Therapie auch die geistige Auseinandersetzung mit der Gesundheitsstörung.

Im Zentrum steht dabei die Transformation von Lastern, d.h. von abwehrschwächenden negativen Einstellungen und Einflüssen, in Tugenden, d.h. Aspekte einer Gesundheit und Wohlbefinden fördernden Lebensart (s. Kap. IV). Am besten gelingt dies – nicht nur im Zuge der Darm-Heilungsprogramms – in der Regel durch das Fasten.

Da eine ganzheitliche Heilung aller Darmbeschwerden nach der Hildegard-Heilkunde ohne die Beseitigung der krankheitsauslösenden Belastungen nicht möglich ist, bieten wir in unserer Praxis jedem Patienten eine psychotherapeutische Beratung an. Diese therapeutische Begleitung bringt den Durchbruch für den Heilungsfortschritt und dient außerdem der Prävention. Ausführlicher wird dieser ganzheitliche Aspekt von Heilung aller Krankheiten und speziell von Darmerkrankungen im Kapitel IV besprochen.

6. Aderlass

Der Aderlass ist eine natürliche Methode zur »Müllentsorgung« von abgestorbenen Zellen.
Unglaublich, aber so ist das Leben: Wir leben und sterben in jeder Sekunde. Jeden Tag sterben 50 Millionen Körperzellen und begehen Selbstmord, um 50 Millionen neuen, jugendlich-gesunden Körperzellen Platz zu machen. Die alten Zellen werden zum Selbstmord aufgefordert (Apoptose) und in der Müllverbrennung (Autophagozytose) weggeräumt. Ein durch Stress geschwächtes Abwehrsystem kann bei diesem Prozess nicht mehr mithalten. Einige abgestorbene Zellen weigern sich sogar, verbrannt und entsorgt zu werden. Sie erzeugen einen Abfallberg und verursachen so einen lebensbedrohlichen Zellstau, der durch sein Gift prinzipiell alle Krankheiten auslösen kann. Je nach Belastung kann so ein Zellstau den Menschen nachhaltig schädigen, was von Schmerzen bis zur totalen Erschöpfung reichen kann. Hildegard bezeichnet in ihrem medizinischen Buch von den »Ursachen und Behandlungen« dieses Gift als Melanche und empfiehlt dringend einen Aderlass, um den Körper davon zu befreien.
Mindestens einmal jährlich sollte so ein Hildegard-Aderlass vorgenommen werden. Damit kann man den Körper bei seiner natürlichen Entgiftung unterstützen und diese abgestorbenen Körperzellen entfernen. Der Entgiftungsvorgang dauert ca. 15 Minuten, wobei die zunächst schwarze Färbung des »giftigen« Bluts anzeigt,

dass es voll von toten Körperzellen ist. Dann aber schlägt es nach Rot und ist das Zeichen, dass nun alle Giftstoffe ausgeleitet sind.

Der Hildegard-Aderlass heilt und stärkt in vieler Hinsicht:

- Verbesserung der Kopfdurchblutung um 85 Prozent
- Reparatur beschädigter Hirnstammzellen
- Entgiftung der Leber
- Reinigung der Nieren
- sofortige Senkung von Bluthochdruck
- Blutreinigung
- Stärkung des Immunsystems
- Verbesserung von Gedächtnis und Gehirnfunktion
- Hilfe bei Depressionen
- Senkung des Hämatokrit-Wertes und Verbesserung der Fließeigenschaften des Blutes (Durchblutung)
- Verbesserung die Herzfunktion bei Angina pectoris und Schutz vor Herzinfarkt Reduktion von erhöhten Speichereisen-Werten und den dadurch ausgelösten oxidativen Stress (Entstehungsursache u.a. von Parkinson, Krebs, Gicht, Rheumatoider Arthritis) sowie von erhöhten Glucose- und Insulinkonzentrationen bei Diabetikern. Hilfe bei Autismus (autistische Kinder haben einen erhöhten Speichereisenspiegel)
- Verbesserung der Mikrozirkulation und Sauerstoffversorgung der Lunge bei schweren Fällen von COPD
- geringeres Risiko für Bluthochdruck, Herzinfarkt, Schlaganfall, Übergewicht, autoaggressive Entzündung, Fettleber (normalisiert die Transaminasen)
- Reduktion von erhöhtem Cholesterin- und LDL-Spiegel

- Beseitigung von Risikofaktoren, z. B. erhöhte Glucose- und Fettspiegel bei Herzgefäßkrankheiten
- geringeres Krebsrisiko

IV
Psychisch-seelische Transformation von Abwehrschwäche

Neben den Heilmitteln aus der Natur und guter Ernährung spielt auch die Heilkraft von Gebeten und positiven Gedanken eine entscheidende Rolle – sie sind mächtig, um die Gesundheit, das Nervensystem und die Abwehrkräfte zu stärken. Und zur Behandlung des Stress-Symptoms Entzündung gehört sowohl die Sanierung des Darms als auch die Neuordnung der Lebens- und Denkweise.

Die Psychotherapie der Hildegard von Bingen

Werden die seelischen Ursachen nicht beseitigt, bleiben die Krankheiten unheilbar. Diese fundamentalen Erkenntnisse hat Hildegard in ihrer Psychotherapie über die Werte im Leben festgehalten (»Liber Vitae Meritorum«, auf Deutsch: »Die Psychotherapie der Hildegard von Bingen«). Dabei geht es um die Transformation von *Lastern* in *Tugenden*. Anders gesagt, wir stehen vor der Aufgabe, Abwehrschwächen (Laster) zu erkennen und zu beseitigen und damit die seelischen Abwehr-

stärken (Tugenden) zu aktivieren und freizusetzen zur Heilung.
Die Psychotherapie der Hildegard von Bingen ist eine erfolgreiche Methode zur Identifikation und Befreiung von 35 psychosozialen Stressoren, Schwächen, Konflikten, Problemen, Blockaden, von denen fast sämtliche Krankheiten ausgehen und die für die Leiden und die Grausamkeiten in der Welt verantwortlich sind.
Wer sich von diesen negativen Kräften antreiben lässt, muss sich nicht wundern, warum die Liebe zur materiellen Welt Nr. 1 dieser Werteskala mit der Gier zu Geld und Macht anfängt und mit dem Weltschmerz, Depression und Traurigkeit Nr. 35 endet.

Nr.	*Abwehrschwäche (Laster)*	–	*Abwehrstärke (Tugenden)*
1.	Materialismus	–	Universelle Liebe
2.	Unordnung	–	Disziplin
3.	Vergnügungssucht	–	Zurückhaltung
4.	Hartherzigkeit	–	Barmherzigkeit
5.	Frustration	–	Gottvertrauen
6.	Zorn	–	Geduld
7.	Zynismus	–	Sehnsucht zu Gott
8.	Völlerei	–	Enthaltsamkeit
9.	Verbitterung	–	Hochherzigkeit
10.	Bosheit	–	Güte
11.	Lüge	–	Wahrheit
12.	Streitsucht	–	Friedfertigkeit
13.	Schwermut	–	Glückseligkeit
14.	Maßlosigkeit	–	Maßhalten
15.	Seelenlosigkeit	–	Seelenstärke
16.	Hochmut	–	Demut
17.	Neid	–	Nächstenliebe

18. Selbstherrlichkeit – Ehrfurcht vor der Schöpfung
19. Besserwisserei – Gehorsam
20. Unglaube – Glaube
21. Verzweiflung – Hoffnung
22. Ausschweifung – Reinheit
23. Ungerechtigkeit – Gerechtigkeit
24. Trägheit – Tatkraft
25. Gottvergessenheit – Heilsein
26. Unbeständigkeit – Beständigkeit
27. Irdische Begrenztheit – Urvertrauen
28. Sturheit – Reue
29. Sucht – Unabhängigkeit
30. Zwietracht – Eintracht
31. Respektlosigkeit – Respekt
32. Labilität – Stabilität
33. Gewissenlosigkeit – Gottesverehrung
34. Geiz – Zufriedenheit
35. Traurigkeit – Lebensfreude

Der menschliche Geist mit seinen Fähigkeiten, zu denken und Entscheidungen zu treffen, ist eine unserer stärksten innewohnenden Kräfte, weil er unsere Gedanken, Gefühle, Erinnerungen, unser Bewusstsein und unsere Kreativität steuert.

Jeder Mensch hat die Kraft für jede Heilung tief in seiner Seele. Genau hier liegt der Schlüssel für unsere Gesundheit, und das Geniale daran ist, dass wir die Freiheit haben, uns selber zu entscheiden. Sobald Sie die in jeder menschlichen Seele verborgenen 35 spirituellen Heilmittel aktivieren, produzieren Sie im Gehirn Glückshormone. Diese wandern zum Darm, wo sie die Chemie der

Stresshormone beseitigen, das Immunsystem wieder anschalten, die krankheitserregenden Mikroorganismen beseitigen, damit der entzündete Darm wieder ausheilt und Ihr allgemeines Wohlbefinden gestärkt wird.
Die Auseinandersetzung mit den 35 Gegensatzpaaren von Lastern und Tugenden im Sinne einer Psycho-Synthese bietet auch die Chance, hinter Bösem das Gute zu sehen. Wir können die starke Energie, die von Schwächen und Lastern ausgehen, nutzen, um die 35 negativen Charaktereigenschaften in 35 positive zu transformieren. Das Ziel der Hildegard-Psycho-Synthese ist, die seelischen Schätze, die Gott in jeder Menschenseele verborgen hält, zu entdecken und für ein liebevolles, kraftvolles, gesundes und glückliches Leben einzusetzen. Sehr ausführlich ist das in meinem Buch *Die Psychotherapie der Hildegard von Bingen* oder in einer verkürzteren Form auch im *Hildegard-Fastenbegleiter* beschrieben.

Selbst wenn ein Mensch wegen einer traumatisierten Kindheit einen schweren Start hinter sich hat, bekommt jeder im Laufe seines Lebens die Chance, sich zu entscheiden. Dann heißt es: aussteigen, vergessen, was nicht zu ändern ist, und selbst die Kontrolle über sein Leben übernehmen. Nur Sie selbst, kein Staat, keine politische Partei, kein anderer Mensch, kann Ihnen sagen, wie Sie zu leben haben.
Es lohnt sich, so schnell wie möglich aus der Opferrolle herauszukommen, um die Kraft einzusetzen, die dieses einmalige wunderbare, großartige Leben für uns bereithält. Es nutzt gar nichts, alle anderen für die eigene Misere verantwortlich zu machen!

Fasten

Die Neuausrichtung der Lebensführung im Zuge der Hildegard-Psychotherapie gelingt am besten im Fasten. Es ist die Gelegenheit, die abwehrstärkenden positiven inneren Seelenkräfte zu aktivieren, um jene Programme zu überschreiben, die zu einem ungesunden Lebensstil mit seiner Stress- und Entzündungsgefahr geführt haben.
In 28 von 35 Problemkreisen kann das begleitende Fasten zu positivem Verhalten führen. Bei sieben Fällen ist Fasten nicht angezeigt. Hier empfiehlt Hildegard den Weg der Ruhe und Stille, Gebet, Einsamkeit oder körperliche Reinigungen durch Sauna, Bäder oder Bürstenmassagen. Die konsequente Umstellung auf Dinkel in der täglichen Ernährung wird hier ein Übriges tun.
Kein Fasten bei: Nr. 1 Materialismus, Nr. 13 Schwermut, Nr. 14 Maßlosigkeit, Nr. 15 Seelenlosigkeit, Nr. 16. Hochmut, Nr. 32 Labilität, Nr. 35 Traurigkeit

Praktische Tipps zum Hildegard-Fasten

Das Hildegard-Fasten ist anspruchsvoll, aber jeder, der nicht akut schwer erkrankt ist, der weder an Gewichtsverlust noch an Kräfteverfall leidet, kann es nutzen.
Es fällt leichter, nicht allein, sondern in einer Gruppe zu fasten, vor allem, wenn man für die intensive innere Umstellung und Aktivierung der Selbstheilung das erste Mal fastet.

Beim Hildegard-Fasten nimmt man acht bis zehn Tage lang nur Getränke und Suppen zu sich: Fencheltee, Dinkelkaffee, Kräutertee, Dinkelgrieß-Gemüsesuppen, Obstsäfte, zum Beispiel Apfel- oder Traubensaft mit Fencheltee vermischt, d. h.:
morgens: Dinkelkaffee, Fencheltee mit 1 Teelöffel Honig.
mittags: Dinkelgrieß-Gemüsesuppen.
abends: Fencheltee mit Apfelsaft oder Dinkelgrieß-Gemüsesuppen.

Während des Fastens sollten keine Arzneimittel genommen werden, mit Ausnahme von Hildegard-Heilmitteln. Sie helfen, den Reinigungs- und Heilungsprozess zu unterstützen und Fastenkrisen zu überbrücken. Hilfreich sind vor allem:

- zur milden Anregung der Ausleitung: morgens auf nüchternen Magen einen Hildegard-Ingwerkeks (siehe Bezugsquellen) langsam im Mund zergehen lassen.
- Zur Entschlackung des Darmes und Entgiftung der Haut täglich 3–5 Fenchel-Tabletten einnehmen.
- Zur Überwindung von Fastenkrisen bei Bedarf 1 Galgant- oder Fenchel-Galgant-Tablette langsam auf der Zunge zergehen lassen. Oder bei Bedarf (und ggf. nach der Galgant-Tablette bzw. Fenchel-Galgant-Tablette) ein Schnapsglas (2 cl) Petersilien-Elixier trinken.

Zu den Fastenkrisen zählen Kopf- oder Gelenkschmerzen, Hautausschläge oder Ausscheidungen über die Nase, Lunge oder die Haut – alles Reaktionen auf die kräftige Entschlackung des Bindegewebes durch das Fasten.

Die Leber als Ausscheidungsorgan kann bei ihrer Entgiftungsarbeit durch eine feuchtwarme Packung auf die rechte Bauchseite unterstützt werden:

- Für die Leberpackung ein feuchtwarmes Tuch unterhalb der unteren rechten Rippe legen, darauf eine Wärmflasche platzieren und das Ganze mit einem trockenen Handtuch abdecken, dann etwa eine halbe bis eine Stunde lang ruhen.

Das Fastenbrechen: Ein Bratapfel mit Honig, Zimt und süßen Mandeln ist die optimale erste feste Speise nach den Fastentagen.

Nach dem Fasten empfiehlt sich eine konsequente Umstellung auf die Hildegard-Ernährung und ggf. Hildegard-Naturheilmittel, denn die Natur ist unerschöpflich reich, ganz besonders, wenn es um wirksame Magen-Darm-Heilmittel für das menschliche Mikrobiom geht.

Die 6 goldenen Lebensregeln der Hildegard-Heilkunde

Diese Prinzipien kann jeder aus Liebe zu seiner eigenen Gesundheit und Glückseligkeit täglich praktizieren:

1. Ihre Lebensmittel sollen Ihre Heilmittel sein. Wählen Sie anhand der hildegardschen Ernährungslehre die richtigen Lebensmittel aus.
2. Die Heilmittel aus der Natur erhalten Ihre Gesundheit. Wählen Sie aus der Hildegard-Heilkunde die richtigen Heilmittel zum Schutz oder zur Wiederherstellung Ihrer Gesundheit aus.
3. Achten Sie täglich auf das richtige Maß an Bewegung und Ruhe, Stille und Meditation gemäß der Benediktiner-Regel: »Ora, lege et labora« – bete, lies und arbeite.
4. Bringen Sie Schlafen und Wachen zur Regeneration überstrapazierter Nerven in ein ausgeglichenes Gleichgewicht.
5. Achten Sie auf die Ausleitung von Infektions-, Gift- und Schlackenstoffen aus dem Blut, der Lymphe, im Bindegewebe durch Aderlass, Schröpfen, Sauna, Bäder und Moxibution.
6. Achten Sie auf Ihre spirituelle Gesundheit und transformieren Sie die 35 psychosozialen Schwächen in 35 spirituelle Stärken

Gehirn und Nerven antworten auf positive Impulse

Noch vor 3 Jahrzehnten betrachteten die Wissenschaftler das Gehirn als Maschine, die sich im Laufe des Lebens abnutzt und sich nicht mehr erneuern kann. Gehirnschäden waren unheilbar, u. a. bei Schlaganfall, Demenz, Alzheimer, Migräne, Parkinson oder MS. Im Jahr 2002 brachten die Arbeiten des Gehirn- und Gedächtnisforscher Eric R. Kandel die große Wende. Das bahnbrechende Neue war die Erkenntnis über die Neoplastizität des menschlichen Gehirns. Das heißt, das Gehirn ist sehr wohl veränderbar. Es ist in der Lage, neue Nervenzellen zu bilden (adulte Neurogenese) und immer wieder neue Einsichten und Möglichkeiten zu eröffnen, die wir zuvor nicht für möglich gehalten haben.
Die Neurowissenschaften beschreiben heute in Übereinstimmung mit Hildegards Lehre über Tugenden und Laster, in welcher Weise sowohl negative als auch positive Gedanken, Entscheidungen oder Gefühle nicht nur das Gehirn, sondern auch die Gene beeinflussen können.

Die Epigenetik sendet Signale auf die Gene

Die Signale, die damit ausgesendet werden, passieren zunächst immer die Membranen der Körperzellen, um anschließend in den Zellkern einzudringen. Hier treffen sie auf die DNA und öffnen die Doppelhelix. Sobald die

Helix geöffnet ist, kann der genetische Code, also die Erbanlagen, gelesen und kopiert werden. Die neuen Eiweißmoleküle sind zu 100 Prozent identisch mit dem ursprünglichen Code und tragen zur Zellerneuerung bei. Und der Zustand unserer Gene in der DNA wird zu 90 Prozent von der Ernährung und dem Lebensstil kontrolliert!

Der Vagusnerv – Botschafter zwischen Psyche und Körper

Unglaublich, aber wahr: Unser Körper verfügt über ein inneres »Betriebssystem«, mit dem er sämtliche vitalen Lebensfunktionen steuern kann. Jeder Mensch verfügt über eine Software, die Hildegard bereits vor 800 Jahren beschrieben hat. Damit kann jeder selber entscheiden, ob er oder sie sich von Hass oder Liebe, Wut oder Geduld, Lüge oder Wahrheit, Unglück oder Glück, Verzweiflung oder Lebensfreude beeinflussen lassen will. Diese Kräfte entscheiden über Gesundheit oder Krankheit, weil sie entweder Stresshormone oder Glückshormone produzieren, von denen unsere gesamte Befindlichkeit abhängt.

Der Vagusnerv verbindet das Gehirn mit dem Darm. Er ist der größte Nerv im Parasympathikus, der große Vagabund. Der lateinische Name »vagus« bedeutet »wandern.« Er beginnt am Hirnstamm und wandert zum Darm, dann bis in die Füße, um auf seinem Weg jedes lebenswichtige Organ zu berühren und um mit seinen Hormonen für Ruhe, Glück und Wohlsein zu sorgen.

Der Vagus gehört zum Autonomen Nervensystem (ANS) mit seinen zwei Nervenpaaren, dem Sympathikus, der den Stress auslösen kann, und dem Parasympathikus, der als Bremspedal den Stress zum Stillstand bringt. Man kann nicht gleichzeitig bremsen und Gas geben. Es gibt entweder nur das eine oder das andere Pedal.

Stress entsteht, wenn die Natur- und Gottverbundenheit verloren geht. Dann beginnt die Angst, allein zu sein, Existenzangst und große Wehmut und Trauer um den Verlust der natürlichen Heimat. Der chronische Stress wird im Hypothalamus registriert und an die Hirnanhangsdrüse (Hypophyse) weitergeleitet. Diese setzt die Informationen in Form von elektrischen Impulsen um und leitet sie über den Vagus blitzschnell vom Rückenmark zu sämtlichen Organen weiter. Gleichzeitig aktiviert die Hypophyse entweder Stresshormone oder Glückshormone, die entweder über den Sympathikus im Körper Stress oder über den Parasympathikus tiefe Entspannung, Heilung und Wohlsein auslösen.

Der Sympathikus aktiviert die Stresshormone Adrenalin, Cortisol, das Krankheits- und Todeshormon, und Noradrenalin in der Nebennierenrinde, die den ganzen Körper in Alarmbereitschaft versetzen und die Energie zur Kampf- oder Fluchtbereitschaft zur Verfügung stellt.

Vagus und Neurotransmitter

Der Vagus kontrolliert Gehirn und Darm mit den Neurotransmittern. Er ist dafür verantwortlich, einige der stärksten Neurotransmitter zu erzeugen, um chronischen Stress zu beseitigen. Sie werden als »Glückshormone« tätig und sorgen für eine gute Kommunikation des Gehirns mit dem Körper, weshalb sie auch als Botenstoffe oder Neurotransmitter bezeichnet werden. Sie sind in der Lage, das parasympathische Nervensystem mit seinem Vagus zu aktivieren, Stress abzubauen und den Körper in Ruhe, Entspannung und Wohlbefinden zu versetzen.
Die bekanntesten Neurotransmitter sind: Acetylcholin, Gamma-Amino-Butter-Säure (GABA), Serotonin, Oxytocin, Dopamin, Endorphin und das körpereigene Gas Stickoxid (NO).

Nr. 1 Acetylcholin ist ein lebensnotwendiger Neurotransmitter, der dafür verantwortlich ist, Ideen und Gedanken im Gehirn zu entfachen, die zu körperlichen Aktionen führen: Laufen, Essen, sogar das Atmen hängt davon ab, dass Acetylcholin Körper und Geist verbindet. Acetylcholin beeinflusst sehr viele Verhaltenszustände, kognitive Fähigkeiten und Aufmerksamkeitsstörungen. Bei Acetylcholin-Mangel entstehen Demenz und Alzheimer sowie die Autoimmunkrankheit Myastenia gravis, eine schwere Muskelschwäche für die Augen-, Gesichts- und alle anderen Körpermuskeln.

Nr. 2 GABA ist im Gehirn weit verbreitet und stimuliert das endorphine »Glückseligkeitszentrum«, um

Frieden und Entspannung auszulösen. Nachts sorgt GABA für einen guten Schlaf, weil es die Tiefschlafphasen auslöst.

Nr. 3 Serotonin kann als Glückshormon depressive Verstimmungen, Angst und Aggressionen beseitigen. Es entsteht aus der Aminosäure Tryptophan, die in großen Mengen im Dinkel vorkommt. Deshalb schreibt auch Hildegard von Bingen, dass Dinkel Frohsinn verbreitet und ein fröhliches Gemüt macht.

Nr. 4 Oxytocin oder das Wohlfühl- oder Kuschelhormon, das in der Hirnanhangsdrüse produziert wird, sorgt für eine tiefe Entspannung und ein Glücksgefühl wie unter guten Freunden. Das Hormon hat eine starke Wirkung gegen Angst und Verlust.
Oxytocin schützt den Darm vor Entzündungen, gegen Angriffe von Toxinen oder den Angriffen von pathogenen Keimen. Es ist wirksam bei der Behandlung vom Reizmagen und Reizdarm.

Nr. 5 Dopamin ist ein Schmerzmittel und schützt vor Schmerzen bei Unfällen oder Verletzungen, verhütet die Parkinsonkrankheit und auch Fibromyalgie. Ein Verlust von Dopamin kann Schmerzen auslösen und den Verlust von Lebensfreude.

Nr. 6 Endorphin ist ein natürliches Schmerzmittel vergleichbar Morphin oder Codein, aber ohne Sucht oder Abhängigkeit auszulösen. Endorphin wird ebenfalls in der Hirnanhangsdrüse ausgeschüttet und verbessert die

Stimmung, verstärkt die Lebensfreude und reduziert den Schmerz. Zusätzlich werden die Abwehrkräfte gestärkt, chronischer Stress, Angst sowie Depression beseitigt.

Nr. 7 Stickoxid (NO) ist ein körpereigenes Gas, das in den Zellwänden der Arterien produziert wird und als Vasoprotektor sowie Vasodilatator die Arterien vor Entzündungen und Arteriosklerose schützt. Die Durchblutung wird gesteigert und die Arterien erweitern sich, Bereits in Hildegards medizinischem Buch »Causae et Curae« werden Körpergase zur Erhaltung der Organfunktionen erwähnt.

Die Erforschung und Entdeckung von NO für die Erhaltung der menschlichen Gesundheit hat 1998 sogar zum Nobelpreis geführt. Insbesondere verbessert NO die Vernetzung neuer Nervenzellen im Gehirn, die sogenannte adulte Neurogenese, was lange Zeit von der Schulmedizin angezweifelt und als Irrlehre bezeichnet wurde. Mit NO verbessern sich die kognitiven Fähigkeiten bei Konzentrationsmangel, Demenz und Alzheimer. NO erweitert die Herz-Kreislauf-Gefäße und verbessert die Durchblutung bei Krampfaderleiden und Schaufensterkrankheiten. Der Blutdruck normalisiert sich nachhaltig.
NO hilft bei Wundheilungsstörungen und bei chronischen Entzündungen durch chronischen Stress. NO ist eine Abwehrwaffe gegen Parasiten, Viren und Bakterien sowie zur Verhütung von Krebszellenwachstum.
L-Arginin ist eine natürliche und proteinogene Amino-

säure, die als Nahrungsergänzungsmittel und als Arzneimittel verwendet wird. Arginin wird im Körper zu Stickstoffmonoxid (NO) verstoffwechselt. In folgenden Lebensmitteln kommt Arginin vor (Tagesbedarf mindestens 5 g): Mandeln, Walnüsse, Edelkastanien, Dinkel, Bohnen, Erdnüsse, Hühnerfleisch und Wildlachs.

Spirituelle Maßnahmen und nicht chemische Arzneimittel, Suchtstoffe oder Drogen, sondern Kontemplation, Visionen, Worte, Klänge und Körperübungen sowie Natur- und Gottverbundenheit über die sieben Sinnesorgane im Gehirn lösen die Ausschüttung von Glückshormonen aus. Sie befreien über den großen Vagusnerv das gesamte vegetative Nervensystem vom chronischen Stress und bewirken Gesundheit, Heilung, Glückseligkeit und Wohlbefinden. Nicht nur der Körper, sondern auch das Gehirn muss trainiert werden, um gesund zu bleiben. Indem wir den Vagusnerv stimulieren, produzieren wir viele wertvolle körpereigene Glückshormone, die in der Lage sind, die Gesundheit zu erhalten, Entzündungen zu beseitigen und Krankheiten zu verhüten, die heute mit sehr teuren Medikamenten mit lebensgefährlichen Nebenwirkungen behandelt werden. Heilung und Glückseligkeit kommen einzig und allein nur aus dieser körpereigenen Quelle.

Die Vagus-Meditation

Alle Organe und Körperzellen sind über dem Vagusnerv mit dem Hypothalamus verbunden. Der Hypothalamus ist dabei unser stärkstes emotionales und intellektuelles Zentrum, das alle anderen Bereiche steuert, indem er Neurotransmitter wie Serotonin (verstärkt Gefühle von Frieden, Glück und Gesundheit), Glutamat (verstärkt Entspannung und Stressfreiheit), Dopamin (verstärkt Konzentration und Aufmerksamkeit), Oxytocin (verstärkt Wohlgefühl und Geborgenheit) aussendet. Wie schon beschrieben, wird im Stresszustand alle Energie benötigt, um das Leben zu retten, und die Energiezufuhr wird an anderer Stelle gedrosselt. Das Abwehrsystem und sämtliche Heilungsprozesse werden vorübergehend abgeschaltet. Nachdem die Gefahr und Anspannung wieder vorüber sind, übernimmt das parasympathische Nervensystem nun wieder die Kontrolle über alle Körperfunktionen, senkt die Herzfrequenz und den Bluthochdruck, aktiviert die Atmung und das Zellwachstum, erhöht sogar die Körpertemperatur. Dieser stressfreie Zustand ist der Heilungszustand, der das Nervensystem in die Homöostase, in das Wohlsein, bringt.
Wer also gesund werden oder bleiben will, sollte durch die Vagus-Meditation den Vagusnerv stimulieren, den Großen Ruhe- oder Heilungsnerv, der für die Gesundheit, Entspannung, Heilung, Regeneration, die Verdauung und das Immunsystem zuständig ist.

Nach den Erkenntnissen zur Vagus-Meditation durch den Medizinprofessor Gerd Schnack können wir selber den Stress ein- oder abschalten, indem wir mit dieser Übung das Gleichgewicht zwischen Kampf oder Ruhe beeinflussen. Der Vagusnerv ist sehr eng mit der Speise- und Luftröhre verbunden; genau dort gelingt es am einfachsten, ihn zu aktivieren.

- Durch Singen, Summen oder auch 2 Minuten Gurgeln kommt es sofort zum Stressabbau, ebenso oder noch besser durch Schnurren wie eine Katze, Brummen wie ein Bär oder Bellen wie ein Hund.
- Wird die rechte Halshälfte massiert, kann auch dies den Vagus stimulieren und Anfälle von Migräne reduzieren.
- Mit den Handballen die Augäpfel zart palpieren, nur leichten Druck ausüben. Dadurch kann man notfallmäßig den erhöhten Blutdruck senken.
- Die Saigon-Hocke (asiatische Hocke) üben: dreimal hintereinander in die Hocke gehen und die Fersen flach (!) auf den Boden halten. Am Anfang ist es hilfreich, sich dabei evtl. an einem Geländer festzuhalten. Wiederholen Sie die Hocke mehrmals täglich.
- Auch das tiefe Durchatmen steigert die Vagus-Aktivität und fördert die Glücksgefühle.

Wenn der Vagusnerv stimuliert wird, erholen wir uns schneller von Stress, Unfall oder Krankheit. Es kommt zu einer Stärkung des Immunsystems. Alle Organe funktionieren besser ohne Stress:
Gehirn: weniger Angst- und Wutanfälle.

Zunge: Das Schmecken und die Speichelproduktion, das Schlucken und das Sprechen verbessern sich.

Ohren: hilft bei Schwerhörigkeit und Tinnitus.

Augen: Die Sehschärfe verbessert sich.

Nase: Der Geruchssinn verbessert sich.

Magen: aktiviert die Magensäure und verbessert die Verdauung.

Darm: verbessert den Stoffwechsel, beseitigt Mangelzustände, beseitigt chronische Entzündungen.

Bauchspeicheldrüse: aktiviert die Produktion von Insulin und Verdauungsenzymen.

Leber: fördert die Entgiftung, verhütet Fettablagerung und Diabetes.

Gallenblase: fördert die Bildung von Gallensäure, die den Körper von Giftstoffen befreit und Fett abbaut.

Herz: verbessert die Herzkraft, verhütet Ödeme und senkt den Bluthochdruck.

Milz: aktiviert die Produktion von Zytokinen, die bei der Beseitigung von abgestorbenen Körperzellen im Rahmen der Autophagozytose (Prozess des Sich-selbst-Abbauens) gebraucht werden.

Nieren: verbesserte Durchblutung und Entgiftung.

Blase: stärkt den Blasenschließmuskel und verhindert das häufige Wasserlassen.

Fortpflanzungsorgane und Genitalien: unterstützt Fruchtbarkeit, verbessert die Spermienqualität und stärkt die sexuelle Erregbarkeit.

V
Ernährung für einen gesunden Darm

Die richtige Ernährung verhütet Krankheiten oder kann sie auch heilen. Achten sie darauf, was Sie essen, achten Sic auf Ihre Gedanken, Worte und Entscheidungen! Sie können damit sogar den genetischen Code ändern. Der US-amerikanische Onkologe Randy Jirtle von der Duke University in Durham konnte mit Tierexperimenten beweisen, dass man durch eine kleine Veränderung der Diät mithilfe der Epigenetik die DNA verändert.

Eine bestimmte Mäuseart mit einem Agouti-Gendefekt vererbt diesen Defekt immer wieder an ihre Nachkommen weiter. Mäuse mit diesem Defekt haben Übergewicht, ein gelbes anstatt ein graues Fell und leiden an Krebs oder Diabetes. Als man die Ernährung dieser kranken Mäuse ein klein wenig veränderte, indem man sie zusätzlich mit Zwiebeln, Knoblauch und Roter Bete fütterte, verschwanden alle Krankheiten, sie waren wieder normal und bekamen nicht die typischen »Agouti«-Krankheiten. Das Gleiche blieb so bis in die 4. Generation. Durch die Signale der Ernährung kam es nicht zu einer krankhaften »Gen-Expression.« Man musste nur die Diät der Mausmutter kurz vor der Zeugung ändern. Die Signale der Mausmutter drangen bis zu dem Agouti-Gen des Babys und verhinderten so den Genschaden.

Was für Mäuse gilt, gilt auch für die Menschen: Der Lebensstil und die Ernährung der Mutter kann die Entwicklung und die Gesundheit des Babys beeinflussen und sogar das Verhalten ihrer Enkel.

Bei unserer Ernährung sind wir auf ein optimales Zusammenspiel von Lebensmitteln mit der Darmflora und im weitesten Sinne von Mikro- und Makrokosmos angewiesen. Wir bekommen aus der Natur unsere Nahrung, die in unseren Verdauungsorganen unter Mitarbeit des Mikrobioms zu allen Stoffen abgebaut werden, die wir zur Regeneration und zur Energieaufnahme benötigen. Eine intakte Darmflora kann aus den Lebensmitteln alles herstellen, was wir zu unserem Leben brauchen, einschließlich sämtlicher Eiweiße, Kohlenhydrate, Fette, Vitamine, Mineralien und Spurenelemente. Und das Ganze muss noch gut schmecken.
Alles ist wieder beim Alten, wenn man nach einer Darmsanierung Rohkost oder Frischkornbrei isst oder sich beispielsweise nach der fleischlastigen Paleo, Paleo-Steinzeit-Diät, ernährt.
Die besten Resultate werden mit der begleitenden Hildegard-Kost erreicht, die noch wirksamer als die mediterrane Diät heilt, weil sie auf Olivenöl verzichtet. Die ungesättigten Fettsäuren im Olivenöl oxidieren zu Epoxyden und können Entzündungen in den Blutgefäßen auslösen, ebenso wie Weizenprodukte (Nudeln, Pizza), außerdem Nachtschattengewächse wie Tomaten, Auberginen, Paprika. Zu Nachtschattengemüsen zählen alle Kartoffelsorten außer Süßkartoffeln (die botanisch nicht verwandt sind), Auberginen, Tomaten und Papri-

ka. Sie fördern Entzündungen, die zu chronischen Schmerzen führen und wodurch sich alle Beschwerden von Arthritis bis Migräne verschlimmern.
Außerdem enthalten alle Nachtschattengewächse Solanin. Dieses Alkaloid sorgt dafür, dass sich Kalzium im Gewebe ansammelt. Zwar ist Kalzium für zahlreiche Prozesse im Köper wichtig, aber im Gewebe kann Kalzium zu einem Entzündungsfaktor werden und Knochen- und Gelenkentzündungen auslösen. Langfristig hat sich als darmfreundliche Ernährung die Hildegard-Kost mit Dinkel, Obst und Gemüse, wenig Fett und wenig Fleisch bewährt.

Umstellung auf Dinkel-Kost

Hildegard schreibt: »Dinkel ist die beste aller Getreidearten.« Und tatsächlich hat keine andere Getreideart so viele wertvolle Makro- und Mikronährstoffe und pharmakologische Wirkungen wie Dinkel; er

- wirkt wärmend (durchblutungsfördernd),
- bietet gute Fettsäuren,
- ist sehr nahrhaft,
- ist besser verträglich als alle anderen Getreidearten
- ist leicht verdaulich,
- fördert die Muskelentwicklung,
- führt zu einem guten Blutbild,
- vermittelt eine fröhliche Stimmung,
- ist schmackhaft und vielseitig,
- kann als Brot oder als gekochte Speise gegessen werden.

Es gibt kein einziges chemisches Arzneimittel, das so gründlich, so perfekt wie der Dinkel die chronischen Leiden ohne jegliche Nebenwirkungen beseitigen kann! Durch die Umstellung auf Dinkel steigt die Heilungschance um mehr als 80 Prozent. Deshalb gilt für alle Krankheiten generell eine Kost auf der Basis von dreimal täglich Dinkel, Obst und Gemüse, keine Küchengifte (Erdbeeren, Lauch, Pfirsiche), keine Rohkost, kein Schweinefleisch, keine östrogenhaltigen Lebensmittel (wie z. B. Sojabohnen).
Erlaubt und empfohlen sind:

- Vorzugsweise Dinkelvollkorn- und Dinkelvollkornmehlprodukte
- Dinkelvollkorngrieß und seine Produkte Habermus, Kernotto (Koch-Dinkel, geschälte Dinkelkörner), Nudeln und Spätzle sowie Mikrovollkornmehl.

Allein ein regelmäßiges Dinkel-Vollkornfrühstück senkt das Risiko an Übergewicht, Altersdiabetes und Herz-Kreislauf-Erkrankungen um 35–50 Prozent.

Die Wiederentdeckung des Dinkels als optimales Lebensmittel und stärkstes Heilmittel gehört zu den größten Erfolgen der Hildegard-Heilkunde. Zu den klassischen Ur-Dinkelsorten gehören:

- Oberkulmer Rotkorn
- Schwabenkorn
- Frankenkorn
- Roter Tiroler
- Ostro (Schweizer Ur-Dinkel)

Inzwischen gibt es sogar eine Doktorarbeit von der Universität Marburg (Marina Bisping »Dinkel und Weizen als Heilmittel«), die zeigt, dass der Dinkel mit seinen 11 wirksamen Inhaltsstoffen und deren 25 Heilwirkungen das allerbeste Lebensmittel für sämtliche Krankheiten ist.

Erstaunlich, welche Schätze in diesem kleinen Dinkelkorn verborgen sind. Jedes Dinkelkorn enthält pflanzliches Eiweiß, Fett, lösliche und unlösliche komplexe Kohlenhydrate gut verpackt und geschützt vor Umweltgiften mit einem Spelz. Im Dinkel-Eiweiß befindet sich Tryptophan als Ausgangsmaterial für die wichtigen Glückshormone Serotonin, Dopamin und Phenylalanin, denen wir unsere gute Stimmung und Glückseligkeit verdanken – und nicht nur das, sondern auch unsere Gesundheit und die Kraft, wieder gesund zu werden und gesund zu bleiben.

Wer sich mit den Inhaltsstoffen der Lebensmittel beschäftigt, kommt beim Thema Dinkel aus dem Staunen nicht mehr heraus: Dinkel gehört zu den mehr als 6000 pflanzlichen Lebensmitteln, die Bioflavonoide enthalten. In einer kürzlich durchgeführten Studie analysierte ein internationales Forscherteam die Ernährungs- und Gesundheitsdaten von mehr als 53 000 Dänen und stellte fest, dass Menschen, die täglich ca. 500 mg Bioflavonoide konsumieren, seltener an Krebs oder Herzerkrankungen sterben.

In der äußeren Schale des Dinkelkorns befinden sich die wertvollen Ballast- oder Faserstoffe, die zu kurzkettigen Fettsäuren, Buttersäure, Propionsäure und Essigsäure abgebaut werden. Besonders die Buttersäure ist das kräftigste Futter für die Darmbakterien und verhütet und heilt Darmentzündungen (Leaky-Gut-Syndrom). Zusätzlich enthält das Dinkelkorn eine Mineralienfülle mit Kalium, Kalzium, Magnesium, Eisen, Chrom, Kupfer und Zink, nahezu alles, was zur Erhaltung unserer Gesundheit notwendig ist. Dinkel liefert auch noch die Vitamine E, B_1, B_2, B_6 und Vitamin B_{12} sowie Folsäure. Darüber hinaus befinden sich in den Randschichten mehr als 12 sekundäre Inhaltsstoffe, mit denen man viele Krankheiten verhüten kann.

Mit Dinkel beginnt die Heilung

Bisher hat man im Dinkel 11 sekundäre Inhaltsstoffe und 25 verschiedene Heilwirkungen gefunden, mit denen man Tausende von Krankheiten behandeln kann, inklusive schwere Autoaggressionskrankheiten, die heute noch größtenteils chronisch sind, d. h. unheilbar.

1. Bioflavonoide schützen als Antioxidantien vor Zell- und DNA-Schäden sowie vor chronischen Entzündungen.
2. Polyphenole als weitere Antioxidantien-Verstärkung zum Schutz vor Zell- und DNA-Schäden. Die Polyphenole im Dinkel haben antibakterielle, antivirale und fungizide Eigenschaften und schützen die Körperzellen vor Infektionen. Diese stärksten Antioxidanten können Tumorzellen abtöten, Entzündungen heilen, Herzinfarkt und Schlaganfall vorbeugen, Krampf-

adern und Kapillarblutungen lindern, das Wachstum von Bakterien, Viren oder Pilzen hemmen, die Blutplättchen-Aggregation hemmen, um Thromben- und Emboliegefahr zu verhüten. Die Polyphenole wirken in allen drei Phasen der Krebsentwicklung: gegen die Entstehung, gegen deren Wachstum und gegen das Fortschreiten der Krebszellen.

3. Benzoxazinoide senken ebenfalls das Krebsrisiko.
4. Phytosterole können die Krebsentstehung und das Krebszellenwachstum bis zu 55 Prozent hemmen. Sie schützen insbesondere vor Prostatakrebs, da sie die Umwandlung von Testosteron zu Dihydrotestosteron hemmen können.
5. Progesteron – ein Hormon, das bei Frauen und Männer vorkommt – zielt darauf ab, eine Östrogendominanz auszugleichen. Ein zu großer Östrogenspiegel kann fünf Krebsarten auslösen: Dickdarm-, Brust-, Eierstock-, Gebärmutterkrebs sowie Prostatavergrößerung und Prostatakrebs.
6. Phytoöstrogene sind in der Lage, Tumor-Stammzellen abzutöten. Sie verhüten Krebs, weil sie die Östrogen-Rezeptoren der Körperzellen blockieren. Eine phytoöstrogenreiche Kost kann das Risiko für Brust- und Prostatakrebs deutlich senken.
7. Tryptophan, eine Aminosäure, die »fröhlich macht«. Aus Tryptophan entsteht Serotonin, ein Neurotransmitter, der zu einem Gefühl der Ruhe, Gelassenheit, Zufriedenheit, Entspannung und Harmonie führt. Bei Depressionen wirkt Serotonin aufhellend, beseitigt Stimmungsschwankungen, regt einen tiefen Schlaf an und fördert ein gutes Gedächtnis. Außerdem beseitigt

Serotonin eine Reihe von unangenehmen Gefühlen: Angst, Kummer, Sorgen, aber auch Aggressionen.

8. Dopamin steuert unseren Antrieb, unsere Aufmerksamkeit, unsere Tatkraft. Es verschafft uns die Energie, Ziele zu erreichen. Bei Dopamin-Mangel entsteht massive Interessen- und Antriebslosigkeit, im schlimmsten Fall die Parkinson-Krankheit. Wer regelmäßig Dinkel isst, kann Parkinson verhüten oder sogar beseitigen, wie meine eigene Mutter, die mit 80 Jahren noch von Parkinson geheilt wurde und kein L-Dopa (wichtigstes Parkinson-Medikament) mehr brauchte. Sie aß jährlich einen großen Sack Dinkel und lebte ohne Pillen bis zu ihrem 93. Lebensjahr zufrieden und glücklich.
9. Thiocyanat – ein lebensnotwendiges Universalheilmittel, enthalten auch in Obst und Gemüse sowie im wertvollen Bio-Fleisch von grasgefütterten Kühen. Das Thiocyanat im Dinkel stärkt auch die Gehirnfunktionen: Bis in die 1990er-Jahre war die Regeneration von Nervenzellen – die adulte Neurogenese – bei erwachsenen Menschen eine ausgeschlossene Hypothese. Neuere Untersuchungen zur Neurogenese allerdings weisen nach, dass es auch im erwachsenen Gehirn, sogar noch bei 90-Jährigen, zu einer Vermehrung neuronaler Stammzellen und zur Bildung neuer Nervenzellen im Hippocampus kommen kann. Dabei wird die Neurogenese durch eine Hildegard-Kost, durch Vagus-Meditation, Gebet, Singen und Spazierengehen zusätzlich unterstützt. Außerdem aktiviert das Thiocyanat im Dinkel folgende Funktionen:
   - die adulte Neurogenese: stärkt die Gehirnfunktio-

nen, aktiviert die Stammzellen in der Großhirnrinde zur Bildung von neuen Nervenzellen, senkt das Risiko von neurodegenerativen Krankheiten wie Demenz, Alzheimer und Parkinson und bestimmte Formen des Schlaganfalls;

- die Immunstimulation durch Stimulation von Knochenmarksstammzellen, die sich zu verschiedenen Zelltypen des Immunsystems weiterentwickeln;
- die Hämatopoese zur Bildung von Blutzellen aus den Stammzellen des Knochenmarks bei Anämie, aus denen sich alle anderen Blutzellen entwickeln;
- die Spermagenese; aktiviert auch die Produktion von Testosteron, fördert dadurch Potenz und Libido: Dinkel macht sexy!
- den Infektionsschutz; verhütet Infektionen von Bakterien, Viren und Pilzen;
- Die antimutagene und antiteratogene Wirkung, d.h. Dinkel repariert die Schäden, die durch Sauerstoff-Radikale an den Genen oder während der Schwangerschaft entstanden sind.

10. Hinzu kommt die pharmakologische Wirkung der Carotinoide im Dinkel. Beta-Carotin gilt als Vorstufe von Vitamin A und besitzt antioxidative Eigenschaften. Carotinoide sind starke Antioxidantien und sind deshalb in der Lage, viele Autoaggressionskrankheiten zu verhüten.
11. Das im Dinkel enthaltene Lutein ist ein Augenschutzstoff. Es kann die energiereiche UV- und Computer-Blaulicht-Strahlung herausfiltern. Darüber hinaus wird es als hochwirksames Antioxidans benötigt, um den gelben Fleck im Auge, das Zentrum für das schar-

fe Sehen, zu schützen. Durch eine erhöhte Lutein-Zufuhr kann auch die altersbedingte Makuladegeneration (AMD), das Erblinden im Alter, verhindert werden. Wissenschaftliche Studien der Universität Hohenheim beweisen, dass die alten Urgetreidesorten Dinkel, Emmer und Einkorn sechs- bis zehnmal mehr Lutein enthalten als Weizen. Da es kein chemisches Arzneimittel gibt, um die Makuladegeneration zu verhüten und die Sehfähigkeit zu verbessern, ist die Dinkel-Ernährung eine wirksame Methode, um die Sehkraft und die Augenfunktion zu verbessern.

Welche Dinkel-Produkte bei Darmbeschwerden?

- Wie schon bei der Bärwurz-Kur zur Darmsanierung angegeben, empfehlen wir, möglichst dreimal täglich Dinkel in irgendeiner Form zu sich zu nehmen, Außerdem ist ratsam
- bei Verstopfung: Alle dunklen Dinkelprodukte sorgen auf ihre Weise für eine gute Verdauung und erhalten die Gesundheit von Magen und Darm. Nehmen Sie bei Verstopfung vor allem die Vollkornprodukte, z. B. Vollkornbrot, Vollkornnudeln, Dinkel-Kernotto, Vollkorngrieß und butterweich gekochte Dinkelkörner.
- bei Durchfallneigung: Essen Sie weißes Dinkelbrot ohne Faserstoffe, Dinkel-Weißmehlprodukte wie Nudeln, Spätzle, Weißmehlsuppen oder Produkte aus dem Dinkelmehl Typ 405 oder 630.

Ein weiterer Pluspunkt: Mit Dinkel gibt es keine Gluten-Allergie. Aufgrund unserer 35-jährigen Erfahrung mit der Dinkelkost speziell bei Gluten-Allergie und Zöliakie wurde bisher keine Dinkelunverträglichkeit bzw. Dinkel-Gluten-Allergie beobachtet (s. a. Kap. VII).

Weizen – vom Heilmittel zum Gift

Bis vor rund 30 Jahren stand der Weizen im hohen Ansehen, war er doch für einige Ernährungspioniere wie Werner Kollath, Max Bircher-Benner oder Max Otto Bruker das beste aller Lebensmittel. Auch Hildegard hat besonders das volle Korn vom Weizen sehr gelobt: »Weizen sorgt für eine gute Durchblutung und ist so vollkommen, dass er keine Zusatzstoffe braucht. Das Weizenvollkornbrot ist gut für Gesunde und Kranke und führt im Menschen zu kräftigen Muskeln und gutem Blut.«
Hier wird die ganze Reformkost vorweggenommen, die vor Weizen*weißmehl*produkten warnt, weil sie den Menschen krank machen und schwächen, da man ihnen die wertvollen Mikronährstoffe entzogen hat. Weißmehlbrot hat seinen Weizenwert verloren und bewirkt im Menschen starke Verschleimung. Sowieso ist Weizen nur ein Backgetreide und soll nie zur Nudelherstellung verwendet werden, weil es zu starker Verschleimung führt.
Dennoch blieb der Weizen das meistangebaute Getreide, schon allein, um den Hunger in der Welt zu beseitigen.

Dann kam der Sündenfall von Monsanto: Seit 1985 wurden fast alle Weizenarten gleich dreimal verändert: hybridisiert, gentechnisch verändert und mutiert, wodurch der heutige Zwergweizen entstand. In das Weizen-Gluten wurde eine stark Allergie-auslösende Aminosäure (Omega-Gliadin) hineingezüchtet, die hochgradig entzündungsauslösend ist und die seitdem für die neue Weizen-Allergien und die Gluten-Empfindlichkeit verantwortlich ist.

Dies ist von allergrößter Bedeutung für die Zukunft, da inzwischen in den USA der Frankenweizen (»Frankenwheat«) gezüchtet wurde, der nicht nur gentechnisch bis zum Zwergwuchs heruntergeknüppelt wurde, sondern auch durch die Hybridisierung mit unzähligen Eiweißen vollgestopft wurde und nun durch den weltweiten Anbau ein großer gesundheitlicher Risikofaktor für die gesamte Menschheit darstellt.

Die Allergie kann ausgelöst werden, wenn Gluten in Gliadin und Glutenin gespalten wird. Die Gliadin-Antikörper zerstören wie Klebstoff die Darmwandzotten und lösen Zöliakie aus. Die Weizen-Allergie gab es vor 30 Jahren nur ganz selten als Zöliakie. Glutenin stimuliert zusätzlich das entzündungsauslösende Interleukin der körpereigenen Abwehr und kann Darmentzündungen auslösen. Dadurch leiden fast 50 Prozent aller Menschen unter dauerhaften Magen- und Darmschmerzen, Gastritis, Colitis, Morbus Crohn oder Leaky-Gut-Syndrom. Außerdem kann es der Auslöser für zahllose Autoaggressionskrankheiten sein, u.a. Herz-Kreislauf-Krankheiten, Krebs, Rheuma. Zusätzlich zerstören die in den Weizen hineingezüchteten hohen Gliadin-Anteile

auch noch das Gehirn, wodurch irreversible Nervenschäden und schwere Demenz ausgelöst werden können.
Dieses hineingezüchtete Omega-Gliadin kommt ausschließlich und **nur** im Weizen-Gluten, nicht aber im Ur-Dinkel vor, deshalb gibt es auch keine Dinkelallergie bei den alten Dinkelsorten.
Im »modernen« Weizen ist inzwischen auch ein Eiweiß zu finden, das Ungezieferfraß verhindern soll. Es handelt sich um einen Amylase-Trypcin-Inhibitor (ATI), ein Eiweiß, das bereits im Mund die Kohlenhydrat- und Eiweißverdauung behindert. Bei einer größeren Konzentration aktivieren die ATIs auch noch die Toll-Like-Rezeptoren 4 (TLR4), die sich in jeder Zelle, besonders im Gehirn befinden. Auf diese Weise wird das Opiatrezeptoren-Zentrum des Gehirns erreicht. Eine ständige Anregung des Appetits und letztlich Übergewicht und schwere Fettleibigkeit sind die Folgen. Gleichzeitig verursachen sie zusätzlich Entzündungen, die weitere Antikörperangriffe auslösen können. Das Immunsystem rast auf Hochtouren. Im Prinzip kann letztlich jede Körperzelle autoaggressiv, d. h. vom eigenen Immunsystem vernichtet werden.
Und wäre das nicht schon genug: Beim halmverkürzten Weizen gelangen die Aflatoxine der Bodenpilze in die Ähre und belasten sämtliche Weizenprodukte. Aflatoxin ist eines der stärksten krebsauslösenden Gifte und wird bei Tierversuchen angewendet, um in kurzer Zeit für Arzneimittelprüfungen Krebs auszulösen.
Schimmelpilztoxine sind für Mensch und Tier sehr gefährlich. Sie konnten nicht in den Dinkelsorten nachgewiesen werden, weil der Dinkel hohe Halme hat und

in Spelzen verschlossen ist. In den Weizensorten konnten diese Toxine mit hohen Konzentrationen hingegen nachgewiesen werden. Der Bauer bringt deshalb diesen Giftweizen rasch zur Mühle, und so gelangt das Schimmelpilz-Krebsgift auf den Teller.

Was Sie sofort für Ihre Gesundheit tun können

Tauschen Sie einfach in all Ihren Back- und Kochrezepten Weizen gegen Dinkel aus. Bei Brot, Kuchen, Pizza, Pfannkuchen, Nudeln und Müsli ist Dinkel ein leckerer und perfekter Ersatz für Weizen. Mit dem Wechsel von Weizen auf Dinkel lässt sich problemlos in der Küche Gesundes umsetzen, ohne die teuren industriell manipulierten »glutenfreien« Produkte zu kaufen.

Bei eingehender und kritischer Betrachtung zeigt sich, dass die Heilerfolge mit den Dinkelkuren fast ausschließlich der konsequenten Ernährungsumstellung von Weizen auf Dinkel zuzuschreiben sind. Wenngleich wir vom Hildegard-Kurhaus und der Hildegard-Praxis in Allensbach keine klinischen Studien vorzulegen haben, sind unsere klinischen Beobachtungen an über 30 000 Patienten über einen Zeitraum von 35 Jahren ein überzeugender Beweis für die Wirksamkeit der Dinkelkuren. Aus dieser Perspektive avanciert der Dinkel zum Überlebensmittel für die Zukunft: Dinkel ist das beste Lebensmittel, weil er alles enthält, was man zum Leben braucht. Er hilft, die Gesundheit zu erhalten und Krankheiten zu heilen.

Darmfreundliche Lebensmittel

Gemüse

Edelkastanie

Edelkastanien (Maroni) sind das universelle Kräftigungsmittel bei allen Krankheiten. Sie werden bei jeglicher Art von Schwächezuständen, auch bei Immunschwäche, z. B. bei Covid-19, Aids, Krebs oder Borreliose empfohlen.
Hildegard schreibt, dass Edelkastanien das »leere Gehirn wieder auffüllen«; sie stärken Herz, Leber und Magen. Drei bis fünf Edelkastanien täglich schützen vor Demenz und Alzheimer und fördern die Regeneration der Nerven bei Konzentrationsschwäche, psychovegetativem Syndrom, Zerebralsklerose. Leber und Gehirn werden vor Alkoholschäden geschützt.
Edelkastanien enthalten wertvolle Gerbstoffe (Tannine) und Bioflavonoide zur Beseitigung von freien Radikalen. Hinzu kommen wertvolle Mineralien und Spurenelemente, darunter Eisen, Zink, Kupfer, Mangan, Magnesium, Kalzium, Kalium und wenig Natrium, außerdem ein spezieller Neurotransmitter, Gamma-Aminobuttersäure (GABA), der für die Nervenregeneration und einen tiefen Schlaf notwendig ist.
Die komplexen Kohlenhydrate der Edelkastanie sind ein gutes Präbiotikum, weil sie von den Dünndarmbakterien zu kurzkettigen Fettsäuren abgebaut werden, deren saures Milieu den optimalen pH-Wert für das Wachstum der Darmflora bietet.

Bei Milzschmerzen isst man geröstete Maroni. Die Milz ist ein wichtiges Abwehrorgan. Nach Hildegard hat sie darüber hinaus die Funktion, das Herz zu entgiften. Besonders unter Rohkost kann die Milz anschwellen und schmerzen. Dabei kann sie sich vergrößern, entzünden und Herzschmerzen auslösen.
Bei Magen-Darmleiden, Gastritis, Bauchspeicheldrüsen- und Gallenerkrankungen empfiehlt sich eine Edelkastanien-Suppe: Mit dem »Schmelz« der Edelkastanien kann man sogar die Magenschleimhaut wieder reparieren, wenn sie von Gastritis oder Magengeschwüren zerstört worden ist.

Fenchel

Fenchel ist das klassische Karminativum, d. h., er reinigt Magen und Darm von allen Fäulnisstoffen, Toxinen und Schlackenstoffen.
Hildegard schreibt: »Wie auch immer gegessen, macht er den Menschen fröhlich, gibt eine gute Durchblutung, guten Körpergeruch und verursacht eine gute Verdauung.« Fenchel kann man sehr vielseitig zubereiten: als Gemüse gekocht, gedünstet oder auch roh im Salat. Fenchelknollen gehören zu den wenigen hundertprozentig gesunden Gemüsesorten, die man auch roh verzehren kann.

Kichererbse

Die Kichererbse ist aufgrund ihres Mineraliengehaltes eine der alkalischsten Gemüsesorten, d. h., sie neutrali-

siert den Säuregehalt und beseitigt die Übersäuerung des Körpers bei Azidose.
In Indien wird sie als Kraftspeise von Sportlern, besonders vor den Ringkämpfen geschätzt. Sie enthält Vitamin B_{15}, die Pangamsäure, der man eine Energie- und Vitalitätssteigerung nachsagt.
Hildegard lobt ihre gute Bekömmlichkeit und ihre fiebersenkende Wirkung.
Kichererbsen eignen sich auch zur Zubereitung von Hummus und Falafel.

Knoblauch

Roher Knoblauch hat starke Heilwirkungen. Zu den hochwirksamen Inhaltsstoffen gehört in erster Linie das beißende Allicin, eine schwefelhaltige Acetylenverbindung, die beim Erhitzen zerfällt. Deshalb sollte der Knoblauch nie mitgekocht werden, sonst verliert das Allicin seine Wirksamkeit als starkes Antibiotikum gegen Bakterien, Viren und als Fungizid gegen Pilze und Candida. Empfehlenswert als Antipilzmittel sind ein bis zwei Zehen roh pro Tag.
Knoblauch fördert die Durchblutung und senkt den Bluthochdruck, sodass er auch als Prophylaxe gegen Arteriosklerose, Herzinfarkt und Schlaganfall eingesetzt werden kann. Er hilft auch bei Verdauungsstörungen, Blähungen, Durchfall und chronischer Verstopfung, da er in der Lage ist, die normale Darmflora wiederherzustellen.

Kürbis

Sämtliche Obst- und Gemüsefarbstoffe sind in der Lage, die durch oxidativen Stress verursachten Zellschäden zu verhindern und Krebs abzuwehren. Die meisten Antioxidantien (Sauerstoff-Radikalfänger) kommen in den roten, gelben und schwarzen Gemüse- oder Beerenfarbstoffen vor. Diese Farbstoffe zirkulieren im Blut und »saugen« die freien Radikale auf, die sonst die Zellwände oder die DNA zerstören und Krebswachstum auslösen könnten.

Auch Kürbisse beseitigen stressbedingte Sauerstoff--Radikale und verhindern die Entstehung von Krebszellen. Sie gehören zu den wichtigsten Bestandteilen eines entzündungs- und krebshemmenden Ernährungsprogramms.

Kürbiskerne werden zur Vorbeugung und zur Behandlung von Prostataleiden gekaut. Die Wirkung der Kürbiskerne geht vermutlich auch auf ihre Inhaltsstoffe, u. a. hormonähnliche Steroide, Selen, und auf ihren hohen Zinkgehalt zurück. Die Prostatadrüse speichert mehr Zink als alle anderen Drüsen.

Meerrettich

Aufgrund seiner keimtötenden Wirkung nennt man den Meerrettich auch das »Penicillin der Bauern«. Forscher der Universität Freiburg hatten herausgefunden, dass die Senföle aus der Meerrettichwurzel gegen 13 Keime wirksam sind, und konnten vor einiger Zeit nachweisen, dass diese Senföle sogar multiresistente Krankenhauskeime wie Staphylococcus aureus abtöten. Die scharf schmeckenden Senföle vom Meerrettich sind auch gegen Virusinfektionen wirksam und schützen während der Virusgrippezeiten. Darüber hinaus haben die Inhaltsstoffe des Meerrettichs als Antioxidantien Bedeutung für die Bekämpfung von Entzündungen; das Immunsystem wird gestärkt. Aus diesem Grund wirkt Meerrettich auch so erfolgreich gegen Blasenentzündung, Erkältung und Halsbeschwerden.

Mohrrübe

In der Hildegard-Küche kann man die Mohrrübe (Möhre, Karotte) als Auffrischung und Vitaminstoß verwenden.
Zu den Rüben gehören auch die Teltower Rübchen, die sich wegen ihres pikanten Geschmacks großer Beliebtheit erfreuen. Ihre Heilwirkung ist mit der Mohrrübe vergleichbar. Auch die weiße Rübe oder Pastinake ist mit den Möhren verwandt und wird wie diese zubereitet.

Rote Bete

Die Rote Bete (Rote Rübe) enthält zahlreiche entzündungshemmende Bioflavonoide und Polyphenole. Sie helfen, entzündete Gefäße zu reparieren und Wunden zu heilen.
Auch bei Hautausschlägen ist Rote Bete angezeigt; sie unterstützt die Abheilung von geschwüriger Haut, Akne und Ekzemen.
Zur Beseitigung des Rübengeschmackes hat es sich bewährt, immer einen Apfel mitzuverarbeiten.

Salat

Kopfsalat ist ein Universalverdauungsmittel. Täglich gegessen sorgt er nicht nur für eine gute Verdauung, sondern garantiert auch eine gute Durchblutung, besonders des Gehirns, was die Konzentrationsfähigkeit und Intelligenz verbessert. Heute gibt es eine Vielzahl von Salaten aus der Lactuca-Familie (Lattiche), dazu zählen auch Romana-, Batavia- oder Eisbergsalat sowie Lollo Rosso und Eichblattsalat.

Salat ist grün, weil er Chlorophyll mit Magnesium als Zentralatom enthält. Wissenschaftliche Studien konnten zeigen, dass Chlorophyll das Darmkrebs-Risiko senkt. Die hervorragenden Wirkungen von Salat für die Gesundheit beruhen außerdem auf den Provitaminen A (Carotine), den Vitaminen A, C und E. Sie sind starke Antioxidantien und schützen das Nervensystem vor oxidativem Stress, Alterung und frühzeitigem Verfall. In einer Studie konnte gezeigt werden, dass Salat die Anfälligkeit für Demenz um 88 Prozent senkt.

Der Kopfsalat mit drei gehäuften Esslöffeln gekochten Dinkelkörnern gehört in der Hildegard-Küche täglich auf den Tisch. Gern auch ergänzt mit rohem oder blanchiertem Fenchel, Orangenscheiben und einem köstlichen Dressing. Zusammen mit Orangen und Fenchel verstärkt dieser Salat das körpereigene Immunsystem bei einer Virusgrippe oder bakteriellen Infektionen.

Optimal für das Dressing ist eine Mischung aus einem Teil Weinessig und drei Teilen Sonnenblumen-, Walnuss- oder Mandelöl und etwas Honig.

Die Verwendung von Weinessig (statt Apfel- oder Obstessig) hilft, Darmentzündungen wie Colitis ulcerosa oder Morbus Crohn zu verhindern oder zu heilen.

Sellerie

Wie wir bereits vom Dinkel wissen, befinden sich Bioflavonoide in vielen Gemüsearten und im Obst, besonders im Sellerie als Apigenin. Apigenin kann bei vielen Krebsarten die Apoptosis (den natürlichen Zell-Selbstmord) auslösen und damit das Krebswachstum beenden. Sellerie ist zudem als Antioxidans extrem wirksam bei der Bekämpfung von Krebs von vielen Organen: Ovarien, Bauchspeicheldrüse, Prostata, Brust, Leber und der Lunge, wo er nach neuesten Studien 86 Prozent der Lungenkrebszellen zerstören kann. Darüber hinaus kann Sellerie den Blutdruck senken, Entzündungen hemmen, das Nervensystem beruhigen und die Verdauung verbessern.

Zwiebel

Die schwefelhaltigen ätherischen Öle der Zwiebel sind gesund, reizen aber Augen und Nase. Neben vielen Mineralien, Vitaminen finden sich in der Zwiebel (genauso im Knoblauch) auch Prostaglandin A, eine hormonähnliche hochaktive Substanz, die blutdrucksenkende Eigenschaften hat. Darüber hinaus wirken Zwiebeln appetitanregend, schleimlösend bei Bronchitis und – wie Hildegard schreibt – fiebersenkend bei Grippe oder anderen Infektionskrankheiten. Neuerdings wurden auch noch fett- und cholesterinsenkende Eigenschaften der Zwiebel entdeckt. Sie verbessert außerdem die Durchblutung, da sie die Blutplättchen-Aggregation und das Anhaften der Blutplättchen an den Blutgefäßen verhindert. Magenkranke können Zwiebeln roh oder gekocht nicht vertragen. Bei ihnen verursachen sie Blähungen, Bauchschmerzen und Aufstoßen. Daher kann man Zwiebelsuppe als gutes Diagnostikum einsetzen: Wenn sie nicht vertragen wird, ist mit Sicherheit der Magen nicht in Ordnung. Dieser Magentest ist allemal angenehmer als eine Endoskopie.

Vitamin C – Immunität gegen Krankheitserreger aufbauen

Vitamin C (in allen Zitrusfrüchten, Beeren, Sanddorn, Acerolakirschen) aktiviert die körpereigenen Abwehrkräfte und schützt den ganzen Körper vor Entzündungen und Infektion durch Bakterien, Viren oder Pilze, auch durch Covid-19-Viren. Vitamin C liefert den Treibstoff für das Abwehrsystem, damit die körpereigenen Abwehrzellen aktiviert werden können, um Krankheitserreger zu zerstören.

Vitamin C ist ein Reduktionsmittel und neutralisiert die freien Radikale, indem es diesen ein Radikal zurückgibt. Erst dann werden die körpereigenen Immunzellen – z. B. Leukozyten, T-Helfer-Zellen und Antikörper – freigesetzt, um die feindlichen Mikroorganismen zu zerstören. Die dabei entstehenden Zelltrümmer werden in einer körpereigenen Müllverbrennungsanlage durch Autophagozytose beseitigt und ausgeschieden. Nur durch diese körpereigene natürliche Abwehr entsteht lebenslang Immunität.

Obst

Apfel

Saure Äpfel haben eine milde abführende Wirkung und regulieren die Darmtätigkeit. Gedünstete Äpfel verhindern das Wachstum von krank machenden, unerwünschten Darmbakterien, die zu Durchfallerkrankungen führen können. Daher wird Apfelmus in der Durchfall- und Fiebertherapie erfolgreich eingesetzt.

Birne

Birnen sind ein gutes Karminativum, d.h., sie reinigen Magen und Darm (s.a. Bärwurz-Kur) radikal wie ein gutes Abführmittel. Rohe Birnen sind nicht gut für Lungen- und Leberleidende, da sie diese Organe schwer belasten, Migräne auslösen und schwer verdaut werden können. Erst gekocht, gebacken oder gedörrt sind Birnen gut verdaulich.

Dattel

Datteln versorgen den Körper mit allem, was er braucht. Die kleinen Kraftpakete und Energielieferanten besitzen aufgrund ihres hohen Mineral-, Ballaststoff- und Vitamingehalts extrem viele gesundheitliche Wirkungen: Sie stärken die Knochen, das Immunsystem und das Herz-Kreislauf-System. Sie helfen vor allem auch Sportlern, schnell wieder zu Kräften zu kommen.
Datteln enthalten kein Fett, dafür ca. 70 Prozent Zucker,

der gleichmäßig in Glucose und Fructose aufgeteilt ist. Heißhungerattacken bleiben deshalb bei den süßen Früchten aus. Datteln machen schlank und helfen beim Abnehmen – obwohl sie viele Kalorien haben: 100 Gramm enthalten ca. 276 Kalorien.
Die ballaststoffreiche Dattel weist den höchsten Energie- und Rohfasergehalt unter allen Früchten auf. Die Glucose liefert die chemische Energie für die Muskelarbeit, die anabolen Prozesse und auch die Gehirnleistung. Ist der Körper mit Kohlenhydraten unterversorgt, baut er Protein aus den Muskeln ab, um Energie zu gewinnen. Das wusste auch die heilige Hildegard: Datteln sorgen für Muskelkraft.
Aufgrund ihres Gehalts an den Vitaminen B und C, an Eisen und Kalium fördert die Dattel die Herzkraft und senkt den Blutdruck. Zusätzlich enthält sie viel Magnesium und Kalzium, die als Elektrolyte den Herzrhythmus stabilisieren.
Datteln enthalten viel Inulin und Ballaststoffe, weshalb sie als Präbiotikum zum Wachstum der Darmflora beitragen. Als Regel gilt (nicht nur in Ländern mit Dattelpalmen): »3 dates a day keep the doctor away!«

Himbeere

Die Himbeere war schon den Pfahlbauern am Bodensee im Spätsteinzeitalter bekannt. Wegen ihrer Widerstandskraft kann sie sogar im kalten Alaska angebaut werden. Sie zählt zu den ältesten und beliebtesten Früchten der Welt.
Himbeeren regen mit ihrem leicht säuerlichen, erfri-

schenden Geschmack die Speichel- und Magensaftsekretion an. Hildegard beschreibt ihre appetitanregende Wirkung. Himbeersirup in Wasser mit einer Prise Galgant-Pulver hat sich bei Menschen mit Fieber bei Virusgrippe-Infektion bewährt. Himbeeren fördern außerdem die Verdauung und haben schweißtreibende und kühlende Eigenschaften.

Maulbeere

Die Maulbeere gehört ebenfalls zu den ältesten Kulturpflanzen der Welt. Die Seidenraupe lebt ausschließlich von den Blättern der Maulbeerpflanze, um sich zu verpuppen und Seide zu produzieren.
Die Früchte dienen mit ihren Bioflavonoiden und Polyphenolen der natürlichen Krebsabwehr, weil sie in den Krebszellen das Selbstmordprogramm (Apoptose) einleiten. Maulbeeren sind als Antioxidans in der Lage, stressbedingte Sauerstoff-Radikale einzufangen, und können als Vitamin P brüchige Blutgefäße reparieren und Krampfadern verhüten.
Hildegard beschreibt das Maulbeer-Elixier zur Reinigung der Leber und speziell bei einer vermehrten Blutfülle der Leber nach Blutstau durch verstopfte Blutgefäße von Herz oder Lunge, bei Hepatitis oder nach Pfeiferschem Drüsenfieber.

Mispel

Die Früchte des Mispelbaums sind das Supernahrungsmittel für alle dünnen Menschen, die mehr Kraft brau-

chen, sowie für Geschwächte oder Krebspatienten, die Gewicht verlieren. Die Mispel lässt nicht nur die Muskeln wachsen, sondern reinigt auch das Blut.
Geerntet werden die Mispeln im Herbst nach dem ersten Frost, dann sind sie sehr weich. Drücken Sie das Fruchtfleisch durch ein Sieb mit großen Löchern, um die Samen zu entfernen. Das innere Fruchtfleisch schmeckt wunderbar, wie Marzipan, und ergibt eine gute Marmelade.

Quitte

Die Quitte gehört bei Hildegard zu den wenigen Früchten, die sogar roh von Gesunden und Kranken vertragen werden. Sie hat sich hervorragend bei Rheuma und Gichtleiden bewährt, da sie den Harnsäurespiegel senken kann.

Zitrone, Orange

Die beiden Zitrusfrüchte schützen vor Viren wegen ihrer vielen Polyphenole (sekundäre Pflanzenstoffe) vom Typ der Flavonoide (Pflanzenfarbstoffe). Diese Flavonoide entfalten Antikrebs-, Radikalfänger- und Antioxidans-Aktivitäten.
Zitronen- und Orangensaft fördern die Speichel- und Magensaftsekretion und helfen bei Blähungen, Brechreiz, Krämpfen und Übelkeit.

Nüsse

Mandel

Mandeln verleihen Lunge, Leber und Gesichtshaut neue Energie und Lebenskraft. Sie enthalten wertvolle Eiweiße zur Regeneration gestresster und überbelasteter Nerven. Sie können MS, Demenz und Alzheimer verhüten, weil sie die Neubildung von Gehirnzellen (adulte Neurogenese) unterstützen. Die süßen Mandeln enthalten wertvolle Fette und nur wenig Zucker, sodass sie auch für Diabetiker besonders gut geeignet sind.

Walnuss

Walnüsse sind ein hochwertiges Lebensmittel. Sie lassen die Muskeln wachsen, stärken die Knochenbildung und regen den Stoffwechsel an. Ihr Nährwert ist viermal höher als der von Fleisch, weshalb sie in den südlichen Ländern ein beliebtes Volksnahrungsmittel sind. Nur die Lunge wird bei empfindlichen Patienten durch Walnüsse etwas belastet, was zu Verschleimung führen kann. Ansonsten tragen die Walnüsse aber zur Fröhlichkeit bei.

Neue Forschungsergebnisse zeigen, dass Walnüsse das Wachstum von Tumorzellen verhindern. Die Tumor-Gene wurden durch Walnüsse signifikant verändert. Die Apoptose führte zum Krebszelltod, und Gene, die das Krebswachstum fördern, wurden gehemmt. Es empfiehlt sich bei Tumorgefahr, täglich etwa 14 Walnüsse zu essen.

Fleisch

Im Vergleich zu allen anderen zuvor beschriebenen Lebensmitteln bricht Hildegard nicht gerade in Jubel aus, wenn sie von den Heilwerten in den Tieren berichtet. Ganz im Gegenteil gibt es deutliche Warnungen vor Fleisch und den Rat zur Zurückhaltung.

Zum einen wird tierisches Eiweiß immer zu Harnsäure abgebaut, die den Körper übersäuert und zu vielen Entzündungen führen kann. Zum anderen entstehen am Ende des Eiweißstoffwechsels im Enddarm Ammoniak und biogene Amine, die nicht nur neurotoxisch, sondern auch krebserregend sind. Viele Rheumapatienten berichten, dass sie durch die »Eiweißmast« immer mehr Cortison und Schmerztabletten einnehmen müssen. Wir sind daher gut beraten, wenn wir nach Hildegard das Fleisch nur maßvoll als heilende Beilage und nicht als Hauptgericht einsetzen. Ohne Cholesterin und gesättigte Fette zu kennen, warnt Hildegard vor übermäßigem Fleischgenuss, da Fleisch den Menschen mehr als alle anderen Speisen verfetten lässt.

Da es in keinem anderen Ernährungssystem dermaßen präzise Aussagen über die heilende Wirkung der Fleischarten gibt, tun wir gut daran, uns von Hildegard in der Auswahl der Fleischsorten beraten zu lassen. Wenn schon Fleisch, dann nur das von Tieren auf der grünen Weide und nicht von solchen aus dem abgeholzten Regenwald in Südamerika, gefüttert mit Maiskörnern und Wachstumshormonen, oder von Geflügel aus der Retorte.

Wer sich mit der Dinkelkost intensiver beschäftigt hat,

ist auch irritiert über die neuesten fleisch- und eiweißlastigen Low-Carb- und No-Carb-Diäten zur schnellen Gewichtsreduktion.
Tatsache ist, der Krebs lebt vom tierischen Eiweiß, entzieht man ihm Eiweiß, muss er sterben. Studien erbrachten, dass bei Menschen, die sich für eine Ernährung mit viel Fett und tierischem Eiweiß, aber starker Kohlenhydratreduktion entschieden hatten, der Biomarker TMAO (Trimethylaminoxid) im Blut um das Doppelte anstieg und sich das Risiko für eine schwere kardiovaskuläre Krankheit um 62 Prozent und das Sterberisiko um 63 Prozent erhöhte. Andere Studien belegen, dass TMAO nicht nur ein Risikofaktor für Herz und Gefäße ist, sondern auch Arteriosklerose verursacht, wobei die Thrombose- und Emboliegefahr steigt. Ganz besonders das Fehlen von Vollkorn ist der Grund für das vermehrte Vorhandensein von TMAO. Zahlreiche wissenschaftliche Untersuchungen beweisen eindeutig, dass tierisches Eiweiß chronische Entzündungen und viele Autoaggressionskrankheiten auslöst.
Im Gegensatz dazu sind Vollkornprodukte mit ihrer Fülle an Ballaststoffen eine fantastische Quelle für komplexe unlösliche Faserstoffe, die für die Gesundheit von Magen und Darm sowie vom Darm-Mikrobiom entscheidende Bedeutung haben.

Geflügel

Hühnchen, Gans, Ente, Pute und auch Straußenfleisch, ohne Haut gegessen, sind leicht verdaulich und geeignet für Gesunde wie Kranke.

Lamm

Lammfleisch ist nicht nur eine besondere Delikatesse, sondern wird von Hildegard auch bei Kraftlosigkeit, Krampfaderleiden und Bindegewebsschwäche empfohlen.

Rind und Kalb

Rindfleisch enthält große Mengen an Cholesterin und gesättigten Fettsäuren und ist daher für Herz-Kreislauf-Patienten nicht geeignet. Ebenso verhält es sich mit Kalbfleisch, wobei man heute zusätzlich darauf achten muss, dass die Tiere weder mit Hormonen noch mit Antibiotika gemästet wurden.

Von höchstem Gesundheitswert ist die Kalbsfußknochen-Brühe, die zentraler Bestandteil der Darmsanierung nach Hildegard ist (s. a.Kap. III).

Wild

Reh, Hirsch und Wildschwein gelten in der Hildegard-Heilkunde als universales Diätfleisch besonders bei Verschleimungen, Blähungen, Verdauungsschwäche, Magen-/Darm-Schwäche und -Leiden, wobei die Rehleber ein Heilmittel für die von Hildegard so eindrücklich beschriebene Vorkrebskrankheit (Präcancerose) ist. Hirsch ist zudem bei Gastritis als Diätfleisch geeignet

Fisch

Gesundheitsfördernd sind vorwiegend Raubfische, die von anderen Fischen oder von gesunden Algen oder Wasserpflanzen leben. Empfehlenswert sind: Äsche, Barsch, Dorsch, Hecht, Kabeljau, Kretzer, Renke, Rotauge, Rotbarsch, Saibling, Wels und Zander. Hechtleber sorgt für eine hervorragende Verdauung.

Sauermilchprodukte

Naturjoghurt, Kefir, Buttermilch, Quark oder saure Sahne maßvoll essen bzw. trinken.

Weinessig

Würzt als Dressingkomponente den Salat und taugt als Zusatz zu allen Speisen, wenn er nicht vorschmeckt. Auf solche Weise reinigt er von Blähungen und Gasen und sorgt für eine gute Verdauung.
1 EL Weinessig in 1 Tasse Fencheltee am Abend hilft gegen Sprosspilze und Candida und hat sich generell im Rahmen der Darmsanierung nach Hildegard bewährt (s. a. Kapitel III).

Fette und Öle

Optimal sind Butter, kaltgepresstes Sonnenblumenöl, Walnussöl, ungehärtetes Kokosfett und -öl, Kürbiskernöl und Mandelöl.

Getränke

Unbedenkliches Leitungswasser ist Mineralwasser vorzuziehen, da Mineralwasser »verschleimt«. Das bedeutet, aufgrund der Osmose wird den Körperzellen das Wasser entzogen, wodurch sie vertrocknen. Wasser mit wenig Mineralien wird hingegen vom Körper begierig aufgenommen.

Zu empfehlen sind Kräutertee (Fenchel, Krauseminze, Zitronenmelisse, Brennnessel, Salbei und Taubnessel, Kleines Weidebröschen), Dinkelkaffee, Apfelsaft mit Fencheltee 1:1 gemischt, Dinkelbier.

In flüssiger Form ist Gerste als Bier gut und bekömmlich, weil »Bier die Muskelpartien des Menschen wachsen lässt und es wegen der Stärke und Güte des Gerstensaftes eine schöne Gesichtsfarbe macht«. Dinkelbier ist aber noch wertvoller und vorzuziehen als ein gutes Kräftigungsmittel für alle Kranken und Gesunden.

Salz, Kräuter und Gewürze

Nie salzlos essen! Salz verstärkt den Geschmack. Wer Speisen ohne Salz isst, wird innerlich schwach.
Kräuter und Gewürze regen durch ihren stimulierenden Geruch und ihren delikaten Geschmack die Verdauungssäfte an und sorgen für die Freude am Essen. Erst durch Kräuter und Gewürze wird das Essen von Dinkel, Fisch oder Gemüse zum Genuss.

Bachbunge

Wie Spinat mit Butter als Abführtrank bei Bauchschmerzen und Bauchkrämpfen und blutenden Hämorrhoiden hervorragend geeignet.
Die Bachbunge war früher sehr verbreitet, wächst aber auch heute noch an Bachläufen, selbst im Bach im strömenden Wasser.

Beifuß

Besonders bei Gastritis und Magenbeschwerden durch fettes Essen ist der Beifuß notwendig und hilfreich. Man kann ihn mit Lamm- oder Ziegenfleisch mitkochen oder als Gewürz verwenden.

Bertram

Bertram ist das beste Gewürz zur Resorption der Nahrung. Bertram enthält in seiner Wurzel über 25 Prozent Inulin, einen im Pflanzenreich stark verbreiteten Mehrfachzucker. Das leicht süßlich schmeckende Inulin ist ernährungsphysiologisch ein präbiotischer Ballaststoff, der bei der Sanierung der Darmflora eine große Rolle spielt. Außerdem bewirkt Inulin durch seine Fähigkeit, viel Wasser zu binden, ein größeres Stuhlvolumen, wodurch die Verdauung erleichtert wird.

Bertram ist ein Helfer bei Verdauungsstörungen, Fehlernährung, Diabetes, Dyspepsie und Verschleimung. Aufgrund seiner antimikrobiellen, antiviralen und antiparasitären Wirkung spielt Bertram eine wichtige Rolle für die Heilung und den Schutz vor Infektionskrankheiten und septischen Zuständen des Blutes.

Keine andere Heilpflanze der Welt kann gleichzeitig so große Aufgaben bewältigen: das Gehirn vor Demenz und Alzheimer und den Körper vor den gefährlichsten Infektionskrankheiten wie Malaria, Influenza, Ebola oder Lyme-Borreliose zu schützen und auch noch vor SARS-Cov-2-Infektion.

Bertram hat krebshemmende Eigenschaften: Bertram- und Galgant-Polysacchariden aktivieren das Immunsystem, indem sie die Produktion von Fress- und Killerzellen anregen, um so den Körper vor dem unkontrollierten Wachstum von Krebszellen zu schützen.

Bertram liegt auch in Form von Wurzelpulver oder Tabletten vor: 3 × täglich 1–3 Tabletten im Mund zergehen lassen. Oder 1–3 Messerspitzen über jedes Essen streuen, als Gewürz für Saucen, Suppen, Dinkelgerichte oder auf Brot.

Brennnessel

Im Frühling kann man Brennnesselblätter wie Spinat zubereiten und als Gemüse essen. Im Winter eignet sich auch das aus den Brennnesselblättern hergestellte Pulver. Brennnesseln regen die Niere zur Entwässerung an.

Ingwer

Die Ingwerwurzel ist der stärkste Immunbooster weltweit und wird als solcher in der Hildegard-Heilkunde (z. B. im Wasserlinsen-Elixier) verwendet. Ingwer enthält mehr als 160 verschiedene Wirkstoffe, vor allem mehr als drei Prozent ätherische Öle. Ingwer besitzt aufgrund dieser ätherischen Öle antibakterielle, antivirale, fungizide, spasmolytische und antioxidative Wirkungen. Zusätzlich enthält Ingwer Vitamin C und B_6 sowie viele Mineralien, u. a. Eisen, Kalzium, Kalium, Natrium und Phosphor. Zwei Inhaltsstoffe sind für die Schärfe verantwortlich: Gingerole und Shogaole.

Gingerole hemmen genauso wie alle anderen chemischen Schmerzmittel (ASS) das Enzym Cyclooxygenase. Deshalb kann man Ingwer auch als Schmerzmittel einsetzen: bei Bauch- und Rheumaschmerzen, Kopf- und Gelenkschmerzen. Neben der analgetischen Wirkung ist Ingwer entzündungshemmend, antioxidativ, durchblutungsfördernd, fiebersenkend, krampflösend, verdauungsfördernd, karminativ, appetitanregend und, wie Hildegard schreibt, sexuell anregend.

Ingwer hat eine stärkere Wirkung als Chemotherapie: Wenn ein Tumor wächst, gibt er durch sein Blutgefäß Tumorzellen und Tumor-Stammzellen an das Blut ab.

Diese im Blut zirkulierenden Zellen können mit den Mitteln der Standardmedizin weder durch Operation noch mit Bestrahlung oder Chemotherapie entfernt werden. Genau gegen diese Tumorzellen und Tumorstammzellen ist Ingwer wirksam.
Ingwer hat in üblichen Dosierungen kaum Nebenwirkungen. Bei höheren Dosierungen kann es zu Sodbrennen, Durchfall und Blähungen kommen. Warnhinweis: *Nicht* empfohlen ist Ingwer für Schwangere, Säuglinge und Kleinkinder.

Kreuzkümmel (Mutterkümmel)

Kümmel ist der Helfer bei Lebensmittelallergie und allergischem Fieber mit Ekzemen, Erysipel (Wundrose). Durch die Verwendung von Kümmel verschwindet die Überempfindlichkeit gegen Eiweiß: 3 Messerspitzen Kümmel-Pulver auf Käsebrot, Eierspeisen oder anderes unverträgliches eiweißhaltiges Essen streuen.

Petersilie

In der Hildegard-Küche werden alle Teile der Petersilie – Blatt und Wurzel – verwendet, vorzugsweise der glatten Petersilie, während die krause Sorte eher zur Dekoration taugt.
Die Petersilienblätter sind »besser roh als gekocht, sie senken das Fieber und helfen bei Schüttelfrost«, heißt es bei Hildegard.
Die Petersilienwurzel ist ein klassisches Wintergemüse von Oktober bis in den Februar und ein Highlight in der

Hildegard-Küche. Aufgrund ihres Inhaltsstoffes Apiol (Petersilienkampfer) hilft die Wurzel bei Blasenentzündung. Sie ist harntreibend, entwässernd und blutreinigend. Außerdem sorgt die Wurzel für gesunde Zähne und Knochen und stärkt die Abwehrkräfte.

Poleiminze

Als Universalgewürz bei Darminfektion reinigt und heilt die Poleiminze auch den durch Helicobacter infizierten Magen: 1–3 Messerspitzen in jedes Essen geben. Oder gemischt in Essig und Honig: 3 Messerspitzen Poleiminze-Pulver auf ein großes Schnapsglas (4 cl) mit einer Mischung 1:1 aus Weinessig und Blütenhonig geben. 1 × tägl., etwa 4 Wochen lang.

Quendel

Quendel (Gartenthymian) darf bei keiner Hautkur fehlen, z. B. bei trockener, rissiger Haut und Ekzem. Quendel sorgt für eine gute Durchblutung der Haut, wobei man jedem Essen 1–3 Messerspitzen des Pulvers zufügt und in Fleischgerichten und beim Gemüse mitkocht.

Besonders hat sich Quendel bei Hautausschlägen bewährt, wenn man mehrmals wöchentlich 1–3 Messerspitzen in einer Dinkelmehlschwitze zusammen mit gekochter Roter Bete als Gemüse isst.

Rainfarn

Gekocht in Dinkelgrießsuppe hilft Rainfarn bei Magendrücken und sorgt für gute Verdauung nach Diätfehlern.

Die Rainfarnsuppe ist eine Delikatesse. Man nimmt dazu frischen Rainfarn ohne Blüten, hackt die bitteren Blätter (1–2 TL) und kocht sie mit 3 EL Dinkelgrieß in 1 Liter Wasser mit etwas Salz zu einer Suppe. Man kann auch 1–2 Messerspitzen Rainfarn-Pulver »ohne Blüten« verwenden und mit 2 EL Dinkelgrieß zu einer Suppe verkochen.

Salbei

Die ätherischen Öle sind Antioxidantien und wirken antimikrobiell.

Weinraute

Jedes gute Hildegard-Essen sollte grundsätzlich mit bitteren Kräutern beschlossen werden. Dazu ist ganz besonders die Weinraute geeignet, die nicht nur das lästige Sodbrennen nach dem Essen beseitigen kann, sondern auch die Gallensäure neutralisiert. Die Weinraute ist auch als ein gutes Antimelancholikum hilfreich sowie bei Hitzewallungen, Verdauungsstörungen, Melancholie.

1–3 frische Blätter nach dem Essen kauen oder eine Weinraute-Tablette einnehmen.

Zimt

Bei Stoffwechselstörungen, Krebs und Diabetes kann Zimt unterstützen. Echter Zimt wird normalerweise als Ceylon-Zimt bezeichnet und kommt hauptsächlich aus Sri Lanka (im Vergleich zum Cassia-Zimt, der aus China stammt).

Zimt ist antioxidativ, antibakteriell, antiviral, antimykotisch, antiparasitär. Er wirkt appetitanregend, entzündungshemmend, schmerzstillend und krampflösend. Er stärkt bei körperlicher und sexueller Schwäche und Impotenz.

Sieben Gründe sprechen dafür, täglich Zimt zu verwenden:

1. Zimt senkt den Blutzuckerspiegel um 18–29 Prozent und hat eine starke antidiabetische Wirkung.
2. Zimtaldehyd, einer der Hauptwirkstoffe von Zimt, kann bei der Bekämpfung einer Vielzahl von Viren, Bakterien und Hefen helfen und verschiedene Arten von Infektionen verhüten.
3. Zimt kann möglicherweise zur Krebsprävention eingesetzt werden, weil der wässrige Extrakt von Ceylon-Zimt die Versorgungsleitungen der Krebszellen zerstört und dadurch das Tumorwachstum verhindert.
4. Zimt verbessert die Verdauung, indem er Blähungen, Übelkeit und Durchfall beseitigt. Zimt kann auch dabei helfen, Obst, Milch und Milchprodukte besser zu verdauen.
5. Zimt verhütet die Verstopfung der Blutgefäße, weil es die Thrombozyten daran hindert, miteinander zu verkleben, und schützt damit vor Herz-Kreislauf-Erkrankungen.

6. Zimt schärft das Gedächtnis und schützt das Gehirn. Es wurde festgestellt, dass das Kauen von Kaugummi mit Zimtgeschmack oder auch allein das Riechen des süßen Zimtgewürzes die Gehirnaktivität erhöht. Zimt kann die kognitive Verarbeitung verbessern, d.h. bessere Ergebnisse in Bezug auf Aufmerksamkeit, Gedächtnis und Aufnahmefähigkeit, besonders bei Computerarbeit.
7. Die Bioflavonoide im Ceylon-Zimt schützen als Antioxidantien den Körper vor Schäden durch freie Sauerstoff-Radikale.

Zu meidende Lebensmittel

»Küchengifte«

In der Hildegard-Küche gibt es nur wenige Einschränkungen, wenn man sie ohne Fanatismus und im rechten Maß betreibt. Ganz besonders weist Hildegard in ihren Schriften aber auf die folgenden vier »Küchengifte« hin: Erdbeeren, Pfirsiche, Pflaumen, Lauch (Porree).

- Erdbeeren »wachsen dicht über der Erde und sogar in (pilz)fauliger Luft« – unglaublich, was konnte Hildegard im 12. Jahrhundert über Pilzbefall und krebserregende Mykotoxine wissen, die durch Spritzinfektionen die Erdbeeren verseuchen? Zu keiner Zeit gibt es so viele Allergien und Hautausschläge, Mittelohr- und Blinddarmentzündungen wie nach Erdbeergenuss im Mai und Juni. Darüber hinaus wirken Erdbeeren verschleimend und belasten die Atemwege.

- Pfirsiche lösen wie Erdbeeren Allergien und Hautausschläge aus und verschleimen den Magen.
- Pflaumen vermehren die Melanche, die aus dem schwarzen Gallenfarbstoff Bilirubin und der Gallensäure besteht. Dieser Stoff wird bei Stress, Wut, Zorn und Ärger, aber auch bei Ernährungsfehlern von der Leber ausgeschüttet und fließt gleichzeitig in das Blut und in den Darm. Hier stellt die Säure eine starke Belastung für die Darmflora dar, da sie den optimalen ph-Wert verändert, der für das gesunde Bakterienwachstum notwendig ist.
- Lauch (Porree) regt vermutlich durch seinen hohen Schwefelanteil die Eiterbildung durch Leukozyten an.

Margarine

Margarine ist industriell gehärtetes Pflanzenfett und enthält gesundheitsgefährdende Transfettsäuren, die die Blutgefäße verstopfen und zu Herzinfarkt, Schlaganfall und Thrombose, Übergewicht und Diabetes führen können.

Rohkost

Im Unterschied zu vielen anderen Naturheilverfahren vermeidet die Hildegard-Medizin die Rohkost, also kein Frischkorn-Brei, Frischkorn-Müsli, keine gekeimten Sprossen oder Keimlinge, kein Grünkern.

Viele Rohköstler leiden unter Darmgasen und Blähungen, Durchblutungsstörungen und besonders an Gedächtnisstörungen, weil der Kopf durch Rohkost schlecht durchblutet wird. Die natürliche Darmflora wird durch Rohkost geschädigt, es siedeln sich Fäulniserreger an, oder es bilden sich Pilzinfektionen, wodurch speziell das Abwehrsystem leidet.
Darüber hinaus enthält ungekochte Vollwertkost Kleie aus Phytin, die erst durch den Back- oder Kochvorgang gespalten wird. Phytin blockiert die Aufnahme von Mineralien, Spurenelementen und Vitaminen. Auch die Eiweiße werden durch Phytin unverdaulich gemacht. Gelangen unverdaute Pflanzenreste in den Dickdarm, so fördern sie das Wachstum von Fäulniserregern, die große Gasmengen erzeugen. Man wird zwar nicht gleich tot umfallen, wenn man Rohkost isst, aber man tut gut daran, sie möglichst wenig zu sich zu nehmen.

Schweinefleisch

Schweinefleisch enthält generell sehr viele Östrogene (was auch damit zusammenhängt, dass Sauen immer sehr zahlreiche Junge bei einem Wurf bekommen), die das unkontrollierte Wachstum von Körperzellen anregen können (Krebs).

Zucker und Süßwaren

Hefepilze wachsen nicht ohne Zucker! Daher ist der Konsum von Kristallzucker, Trauben-, Frucht- und Rübenzucker stark einzuschränken. Süßes Gebäck,

Torten, Bonbons, Cola, Limonade sollte man nur selten zu sich nehmen. Statt Vollmilchschokolade am besten nur 80-prozentige Bitterschokolade (z. B. auch die mit Hildegard Immun Kraft®, siehe Bezugsquellen) genießen.

VI
Die wichtigsten Hildegard-Heilmittel für den Darm

Eine gesunde Ernährung sowie hochwertige Gewürze und Heilkräuter sind in der Lage, mit dem Mikrobiom, diesem System, das mit jeder einzelnen Körperzelle und jedem Organ verbunden ist, harmonisch zusammenzuarbeiten. Wenn wir weiterhin berücksichtigen, dass mehr als 80 Prozent unserer Hormone und Neurotransmitter sowie sämtliche Abwehrstoffe in der Darmschleimhaut hergestellt werden, kommt prinzipiell nur eine Therapie mit Naturheilmitteln infrage. Nach der Lektüre dieses Buches dürfte klarer sein, dass chemische Arzneimittel und damit auch Antibiotika und Impfstoffe chronische Magen- und Darmentzündungen auslösen können und als Allergene von den Antikörpern zur Vernichtung an die Autophagozytose (körpereigene »Müllverbrennung«) ausgeliefert werden müssen.
Die universellen Hildegard-Heilmittel für den Darm wurden bereits im Kapitel III vorgestellt:

- Bärwurz-Gewürzmischung
- Wasserlinsen-Elixier
- Flohsamen-Wein

Sie werden je nach Beschwerden, Diagnose und Therapieplan im folgenden Abschnitt durch weitere Mittel aus der Hildegard-Therapie ergänzt (zur Vertiefung s. a. »Der Hildegard Kompass«, vgl. Literaturliste). Da sie zur Behandlung wie auch Verhütung von Krankheit, d. h. zur Gesundheitserhaltung, einsetzbar sind, nennen wir sie Universalheilmittel. Sie sind für Kranke genauso wie für Gesunde von großem Nutzen.

Dinkel als Präbiotikum

Dinkel sorgt für das richtige Milieu der Darmflora. Die Ballaststoffe und löslichen Faserstoffe im Dinkel werden durch den Koch- oder Backvorgang aufgeschlossen und von der Darmflora zu Essigsäure, Propionsäure, Buttersäure abgebaut, die das richtige schwachsaure Milieu bilden, in dem die Milchsäurebakterien im Dünndarm wachsen. Hefe- und Schimmelpilze müssen hier absterben, sie wachsen nur im schwach basischen Milieu. Eine dauerhafte Dinkelkost ist daher der beste Schutz gegen Hefepilze und das beste Futter für die Milchsäurebakterien.

Fenchel-Präparate

Fenchel-Pulver ist ein Allheilmittel, das sofort bei stressbedingtem Mundgeruch, Körpergeruch, Gas, Sodbrennen, Verdauungsstörungen oder nach fetthaltigem Essen helfen kann.
Das normale Essen sollte Magen und Darm spätestens nach 12 Stunden verlassen. Bei Stress und Ernährungs-

fehlern oder bei zu wenig Magensäure bleibt das Essen unverdaut im Magen liegen und geht in Fäulnis über. Dabei entstehen Fäulnisprodukte, die mit dem Blut durch den ganzen Körper transportiert werden und von der Haut ausdünsten. Der ganze Körper riecht schlecht. In diesen Situationen wirkt Fenchel wie das beste Deodorant.

Fenchel verdankt seine Wirksamkeit einer optimalen Mischung aus ätherischen Ölen mit antibakterieller, antiviraler und fungizider Wirkung gegen Darmpilze, Candida, Sprossenpilzen und sogar gegen Helicobacter pylori. Fenchelöl hat krampflösende geschmacksfördernde und wohlriechende Eigenschaften

Zusätzlich enthält der Fenchel auch noch Bioflavonoide und Mineralien.

Aufgrund dieser Mineralien sind Fenchel-Tabletten basisch und können die Gallensäure neutralisieren ohne jegliche Nebenwirkungen.

Fenchel-Tabletten

Inhaltsstoff: Fenchelsamen-Pulver.

Für die Gesundheit täglich 3–5 Fenchel-Tabletten nüchtern vor dem Essen einnehmen: pflegt Magen und Darm, regelt die Verdauung, fördert die Entgiftung der Haut.

Bei nächtlichen Magenschmerzen: 3–5 Fenchel-Tabletten vor dem Zubettgehen einnehmen.

Fenchel-Mischpulver »Sivesan«

Inhaltsstoffe: Fenchelsamen-Pulver, Galgantwurzel-Pulver, Diptamkraut-Pulver, Habichtskraut-Pulver.
Das Fenchel-Mischpulver ist bei allen Magen- und Darmleiden angezeigt. Es dient zur Förderung der Verdauung und zur Verbesserung von Herz-Kreislauf und Stoffwechsel und ist ein Rekonvaleszenzmittel nach allen Krankheiten, speziell nach Herzinfarkt. Bewährt ist es auch bei häufigen Schweißausbrüchen und bei schlechter Gesichtsfarbe.
Anwendung: 2–3 Messerspitzen in 1 Schnapsglas (2 cl) warmen Wein (im Mund anwärmen), ½ Stunde nach dem Mittagessen.

Galgant

1986 wurde der Galgant aufgrund meiner Monographie vom Bundesgesundheitsamt Kommission E als wirksam und unbedenklich zugelassen (Bundesanzeiger BAnz Nr. 173 vom 18. 09. 1986.) Die Kommission hat mich aber gebeten, die Wirksamkeit von Galgant bei Angina-pectoris-Schmerzen zurückzunehmen, da diese Indikation in keinem amtlichen Arzneibuch, weder in der Klostermedizin noch bei der Ayurveda Medizin auch nicht bei den Chinesen in der TCM beschrieben wurde. Ich betrachte das als ein Kompliment für die Einzigartigkeit der Hildegard-Heilkunde, denn nur die heilige Hildegard kennt diese Zusammenhänge vom Herz und Magen: gastro-cardiale Wirksamkeit!

Galgant hat folgende Wirkungen:

- antibakteriell, antiviral
- verdauungsfördernd, beseitigt Blähungen
- entzündungshemmend, schmerzhemmend durch Hemmung der Prostaglandin-Biosynthese
- krampflösend (spasmolytische Aktivität),
- antithrombotisch, Thrombozyten-aggregationshemmend, verhütet Thrombose und Embolie
- positive Wirkung auf die Herzkraft
- die Herzmuskelkontraktionskraft wird angeregt
- Entlastung des Herzens durch Absinken des Herzschlagvolumen
- wirkt als Antioxidans gegen Krebs
- aktiviert die Glutathion-Synthese und schützt dadurch als »Meister aller Antioxidantien« vor Krebs

Glutathion besteht aus drei Aminosäuren: Glutamin, Glycin und Cystein. Glutamin ist am wichtigsten, weil dadurch die Bildung von Glutathion möglich wird.
Glutathion ist eine der wichtigsten gesundheitlichen Entdeckungen in unserer Zeit. Die Körperzellen bleiben unter dem Schutz von Glutathion gesund und intakt. Deshalb wird es auch als »Meister aller Antioxidantien«, Meister aller Entgiftungsmittel (»Master Detoxifier«) und als Sauerstoff-Radikalfänger eingesetzt. Glutathion ist 5000-mal stärker wirksam als jedes andere Antioxidans auf der Welt! Im Gegensatz zu anderen Antioxidantien aus Pflanzenfarbstoffen oder Vitaminen A, C und E ist Glutathion so stark, weil es vom Körper selber hergestellt wird, um neue und energiegeladene Zellen aufzubauen.

Menschen mit einem hohen Glutathionspiegel erkranken um 33 Prozent weniger an Arthritis, Herz-Kreislauf-Erkrankungen, Krebs, Bluthochdruck oder Diabetes.
Glutathion verjüngt auch ein schwaches Immunsystem. Wenn der Glutathionspiegel steigt, ist auch das Immunsystem gestärkt. Zwei Drittel aller Menschen, die an chronischen Autoaggressionskrankheiten leiden, haben auch einen Glutathion-Mangel. Glutathion-Quellen sind Quark, Hüttenkäse und Fisch sowie Hülsenfrüchte. Glutathion kommt in vielen Obst- und Gemüsesorten vor, wie z. B. in Zwiebeln, Sellerie, Avocados, Meerrettich, Wassermelonen, Brokkoli, Weißkohl, Walnüssen, und Grapefruits.

Die Einsatzmöglichkeiten von Galgant sind vielfältig: Herzschmerzen, Herzschwindel, Herzschwäche, Magen-Darm-Beschwerden, Appetitlosigkeit, Verdauungsschwäche, Blähbauch, gastrokardialer Symptomenkomplex (Roemheld-Syndrom), Seekrankheit, Reisekrankheit, Magenbeschwerden, Kopf- und Rückenschmerzen, Durchfall. Wegen seiner antiviralen und analgetischen Wirkung auch bei der Herpes-Zoster-Infektion (Gürtelrose) wirksam.
Galgant verbessert auch die kognitive und emotionale Leistung des Gehirns, weil er die Wiederaufnahme des Neurotransmitters Dopamin blockieren und dadurch den Dopaminspiegel erhöhen kann.
Dies ermöglicht es, aufmerksam und konzentriert zu denken und Probleme zu lösen. Es umfasst auch die Verbesserung der kognitiven Leistung in kritischen Phasen des Lernens und der Aufmerksamkeit bei Kindern

sowie bei Erschöpfungs- und Schwächezuständen oder Burnout.

Galgant und Krebs

Peter Houghton, Professor für Pharmakognosie am King's College, London, hat 2005 die Anti-Krebs-Eigenschaften von Galgant untersucht und erforscht, dass Extrakte sowohl von kleinerem Galgant (Alpinia officinarum) als auch von größerem Galgant (Alpinia galanga) Krebszellen abtöten und die Fähigkeit haben, normale Zellen vor Karzinogenen zu schützen.

»Diese doppelte Wirkung ist unter traditionellen Krebsmedikamenten ziemlich selten«, sagte Professor Houghton. »Normalerweise können Extrakte Krebszellen abtöten oder die natürlichen Abwehrkräfte gesunder Zellen gegen Krebs stärken, aber Galgant scheint beides zu tun.«

Prof. Houghton und sein Team stellten Extrakte aus sieben südostasiatischen Pflanzen her und testeten die, die angeblich gut zur Behandlung von Krebs geeignet sind. Sie wollten herausfinden, ob diese Behauptungen eine wissenschaftliche Grundlage hatten.

Mehrere der Extrakte aktivierten, wenn sie in Kultur zu Leberzellen gegeben wurden, ein entgiftendes Enzym in den Zellen, das GST genannt wurde. GST ist eines von mehreren wichtigen Enzymen, die an der Ausscheidung von Karzinogenen aus Zellen beteiligt sind. Andere Forschungsgruppen haben bereits gezeigt, dass Substanzen, die die Aktivität von GST erhöhen, verhindern, dass Zellen krebsartig werden.

Kleiner Galgant war der effektivste Extrakt in diesem Test.
Außerdem wurden mehrere Verbindungen aus dem kleineren Galgantextrakt isoliert, von denen zwei das GST-Enzym aktivieren könnten, wenn sie allein zu den Leberzellen gegeben würden. Diese beiden Verbindungen, die auch im großen Galgant vorhanden sind, waren wirksamer als die anderen bei der Abtötung von in Kultur gezüchteten Brust- und Lungenkrebszellen.
»Diese Laborexperimente zeigen, dass es eine gewisse Grundlage für die Behauptung gibt, dass Galgant zur Behandlung von Krebs eingesetzt werden könnte.« (http://www.research-tv.com/stories/health/curry/kcl_press_release.pdf)

Galgant-Präparate

Galgantwurzel-Pulver ist wie beschrieben Teil der Bärwurz-Kur bzw. der Bärwurz-Gewürzmischung (s. a. Kapitel III).
Anwendung: 1–3 × täglich 2–3 Messerspitzen ins Essen zum Würzen, z. B. anstelle von Pfeffer.

Galgant-Tabletten

Inhaltsstoffe: Galgantwurzel-Pulver
Anwendung: 1–3 × täglich 1–2 Tabletten im Mund zergehen lassen. Wichtig ist, die Tabletten nicht zu zerkauen oder ganz herunterzuschlucken, denn je länger die

Schärfe auf der Zunge ist, desto schneller und stärker wirkt sie krampflösend.

Fenchel-Galgant-Tabletten

Inhaltsstoffe: Fenchelsamen-Pulver, Galgantwurzel-Pulver
Die Fenchel-Galgant-Tabletten helfen nach üppigem oder fettreichem Essen, bei Sodbrennen, Blähungen, Magen-Darm-Krämpfen oder -Schmerzen und fördern die Verdauung und sind darmreinigend.
Anwendung: Bei Bedarf 1–3 Tabletten im Mund zergehen lassen. Wichtig ist, die Tabletten nicht zu zerkauen oder ganz herunterzuschlucken, denn je länger die Schärfe auf der Zunge ist, desto schneller und stärker wirkt sie krampflösend.

Gelöschter Wein

Gelöschter Wein ist ist ein ergänzendes Heilmittel bei Zorn und anderen negativen Emotionen. Er hilft, die Nerven zu beruhigen und in Distanz zu Aufregung, Stress und Streit zu gehen.
Zubereitung: Ein Glas Wein in einen Topf geben und 1 Minute aufkochen (der Alkohol wird dabei bis auf einen Rest von 3 Prozent reduziert). Den Topf nun sofort vom Herd nehmen und mit einer halben Tasse Wasser »ablöschen«. Den warmen gelöschten Wein schluckweise trinken.

Hildegard Immun-Kraft®

Inhaltsstoffe: Ingwer, Galgant, Bertram, Zimt
Diese Kombination der stärksten Gewürze, die Hildegard beschrieben hat, verstärkt die Abwehr. Alle vier Gewürze wirken

- antiviral, antibakteriell, antimykotisch
- entzündungshemmend
- krebshemmend
- antioxidativ gegen freie Radikale

Einsetzbar ist das Mittel als Prophylaktikum zur Verhütung von Virusinfektionen, gegen chronische Entzündungen und gegen Krebs.

Anwendung: Drei Anwendungsmöglichkeiten stehen zur Wahl:
1–2 TL zusammen mit Honig oder Mandelmus auf Dinkelbrot essen
1–2 TL als Gewürz ins Essen geben
1 TL in einem Glas Wein, 1 Minute aufkochen, kalt oder warm trinken
Es hat sich eine Einnahme bewährt von 1–2 × täglich gegen Schmerzen, Erkältungsgefühl oder Abwehrschwäche.

Außerdem gibt es die *Hildegard-Immunkraft®* (siehe Bezugsquellen) in Dinkelkeksen, täglich 3–5 bei Schwächegefühl und als 80%ige Schweizer Edelbitterschokolade, täglich ein daumengroßes Stück bei Energielosigkeit und Abwehrschwäche. Kakao ist eines der allerstärksten Antioxidantien.

Hirschzungen-Elixier

Inhaltsstoffe: Hirschzungenfarnkraut, Honig, Zimtrinde, Langer Pfeffer (Stangenpfeffer), Wein.

Das Elixier ist bei allen Leber- und Lungenleiden hilfreich. Nach Hildegard besteht zwischen Leber und Lunge ein enger funktioneller Zusammenhang, wobei die Leber die Energie für die Durchblutung der Lunge liefert. Wenn ein chronischer Husten nicht verschwinden will, steckt fast immer die Leber dahinter. Das Hirschzungen-Elixier hilft hier schlagartig und mit an das Wunderbare grenzender Wirkung.

Hirschzungen-Elixier dient in der Hildegard-Therapie als Universalmittel für alle inneren Organe und zur Darmsanierung beim Leaky-Gut-Syndrom. Hilfreich ist er auch bei Hormonregulationsstörungen und zur Aktivierung der Progesteron-Synthese bei unerfülltem Kinderwunsch. Zu weiteren Indikationen zählen Chronic Fatigue Syndrom (CFS) mit Hormonmangel, Burnout, Schlaflosigkeit, Muskel- und Gelenkschmerzen, Kopfschmerzen sowie verschiedenen Entzündungen (von Eileiter, Eierstock, Hoden, Prostata, Samenleiter, Harnblase, Gallenblase, Blinddarm) sowie Diabetes.

Anwendung: in der ersten Woche 3 × täglich 1 Schnapsglas (2 cl) nach dem Essen, danach 3 × täglich vor und nach jedem Essen.

Dauer: kurmäßig 6–8 Wochen (8 Packungen bzw. Flaschen, Bezugsquelle siehe Anhang)

Ingwer-Mischpulver

Inhaltsstoffe: Ingwer-Pulver, Galgant-Pulver, Zitwer-Pulver.

Bei diesem Purgiermittel (Reinigungsmittel) für Magen und Darm können wir darauf vertrauen, dass nur die schlechten Stoffe ausgeleitet werden und die guten erhalten bleiben. Neben Schlacken und Giftstoffen werden auch krebserregende Fäulnisstoffe aus Magen und Darm entfernt. Die Ingwer-Gewürzmischung hilft bei Ausleitungsprozessen speziell während des Hildegard-Fastens und unterstützt den Magen sowie alle Verdauungsorgane, u. a. bei Völlegefühl, Dyspepsie und Obstipation (Verstopfung).

Weitere Einsatzgebiete sind Stoffwechselstörungen (Fettsucht, Gicht, Diabetes) bei erhöhtem Harnsäure-, Cholesterin- oder Triglyceridspiegel, Gallensteinleiden, Nierenerkrankungen, Schlaganfallgefahr, Hautkrankheiten (Ekzeme, Akne, Furunkulose), Entzündungen und Ablagerungen in den Augen und Ohren, Kopfschmerzen, Kalkablagerungen in den Blutgefäßen und Gelenken.

Anwendung: 2–4 Messerspitzen in ½ Glas Rotwein, 3 × täglich nach dem Essen.

Muskatellersalbei-Elixier

Inhaltsstoffe: Muskatellersalbeiblätter, Poleiminzeblätter, Fenchel, Honig, Wein.

Das Elixier ist angezeigt bei allen Magen- und Darmkrankheiten, Gastritis, Sodbrennen, Magenschmerzen, Zwölffinderdarm-Geschwüren, Blähungen, Verdauungsstörungen, Übersäuerung mit Gallensäure und zur Beseitigung von Druckgefühl mit krampfartigen Schmerzen. Besonders empfehlenswert ist die Einnahme nach Magen- oder Darmoperationen.

Anwendung: 1–2 Schnapsgläser (2 cl) nach dem Mittag- und Abendessen.

Dauer: ca. 1 Monat, bis die Beschwerden verschwunden sind. Schmeckt hervorragend als Digestiv.

Nerventee

Inhaltsstoffe: Balsamkraut und Fenchelkörner

Mischung herstellen aus 25 g Balsamkraut und 75 g Fenchelkörnern.

Anwendung: 1 EL mit 250 ml Wasser überbrühen und 3–5 Min. ziehen lassen

Sanikel-Elixier

Inhaltsstoffe: Sanikelkraut, Sanikelwurzel, Süßholzsaft
Das unter dem Namen *Sanivin* erhältliche Elixier (Bezugsquelle siehe Anhang) wird in der Hildegard-Therapie nach jeder Magen- und Darmsanierung zur Stabilisierung eingesetzt. Es heilt nicht nur den Magen, sondern beseitigt auch Eingeweide- und Verdauungsschmerzen, u.a. bei Colitis ulcerosa, Morbus Crohn. Unterstützt auch Leber, Milz, Galle und Bauchspeicheldrüse.
Anwendung: 3 × täglich 1 Schnapsglas (2 cl) nach dem Essen.

Quendel-Salbe

Inhaltsstoffe: Quendel-Pulver, Ziegenfett, Olivenöl
Bei trockener, rissiger Haut, bei Ekzemen, Neurodermitis.
Ziegenfett ist sehr gut hautverträglich und hilft schon allein bei rissiger, juckender Haut.
Anwendung: mehrmals täglich die Haut damit einmassieren.

Wermut-Elixier

Inhaltsstoffe: Wermutkraut, Honig, Wein.
Wermut verbessert die Verdauung durch Anregung der Speichel-, Galle-, Leber- und Magensaftsekretion und ist generell bei Magen- und Darmleiden hilfreich, speziell bei Verdauungsstörungen, chronischen Entzündungen, Leaky-Gut-Syndrom. Wermut verhütet Durchblutungsstörungen sämtlicher Organe, mobilisiert die Abwehrkräfte und fördert die Rekonvaleszenz nach überstandenen Krankheiten, weshalb er von Hildegard auch als ein »Meister gegen alle Erschöpfung« gelobt wird.
Durch die Bitterstoffe des Wermuts wird das gesamte Immunsystem stimuliert. Wermut tonisiert die Schleimhaut vom Mund, Magen und Darm und regt dort die Produktion von Abwehrstoffen an. Er wirkt durchblutungsfördernd und antiinfektiös. Wermut reinigt den Darm, ist krampflösend und karminativ. Da die Bitterstoffe des Wermuts generell die Sekretion der Schleimhäute anregen, lösen sich dadurch auch die Ablagerungen in den Gefäßen und schützen so vor den Folgen der Arteriosklerose.
Wermut fördert außerdem die Durchblutung der Nieren, wodurch sich die Nierenfunktion und damit die Ausscheidung von Giftstoffen verbessert.
Anwendung: Von Mai bis Oktober als Frühjahrskur jeden zweiten Tag 1 Schnapsglas (2 cl) vor dem Frühstück.
Bei Bedarf kann die Kur auch über das ganze Jahr durchgeführt werden.

Spezialrezept Durchfall-Ei

Wie wir durch die Arbeiten von M. Gürtler (Institut für Lebensmittelhygiene an der Leipziger Universität) wissen, befinden sich Abwehrstoffe in Form von Antikörpern gegen die durchfallverursachenden Salmonellen im Eidotter. Neben der Darmsanierung mit der Bärwurz-Kur ist das sogenannte hildegardsche Durchfall-Ei in vielen Fällen der Retter in der Not. Es ist sehr einfach herzustellen.

Zutaten

3 TL Bibernell-Mischpulver (Kreuzkümmel, Pfeffer, Bibernell-Pulver)

6–8 Eigelb

Backpapier

Zubereitung

In einer Schüssel im Wasserbad das Eigelb mit dem Mutterkümmel-Pulver einige Minuten schaumig schlagen. Das Backblech mit Backpapier belegen und den Teig so dünn wie möglich darauf streichen. Die Masse im Ofen bei ca. 100 °C mindestens 30 Minuten trocknen lassen, vom Blech in Stücken lösen und alles in einem geschlossenen Behälter aufbewahren.

Bei Bedarf zuerst ein kleines Stück altes Dinkelweißbrot essen, danach 1 EL mürbe gebackenes »Durchfall-Ei« ohne Salz. Bei gewöhnlichem Durchfall genügt eine einzige Gabe. In schweren Fällen die Einnahme 2 × oder 3 × pro Tag wiederholen; bei Sommerdiarrhoe sie für etwa 3–4 Tage fortsetzen. Am längsten braucht man das »Durchfall-Ei« bei der oft jahrelang bestehenden Colitis ulcerosa und bei Morbus Crohn, wo es täglich bis zu zehn und mehr Stuhlgängen mit Blut und Schleim kommen kann. In diesem Fall muss man wochen- und monatelang geduldig täglich das »Durchfall-Ei« essen, immer ergänzt durch eine Dinkelmehlsuppe. Besonders wichtig ist das »Durchfall-Ei« bei der Reisediarrhoe in tropischen Ländern. Es sollte daher in keiner Reiseapotheke fehlen!

VII
Krankheitsbilder im Zusammenhang mit gestörter Darmflora und spezielle Behandlungstipps

Die meisten der im Folgenden beschriebenen Krankheitsbilder stehen unter dem Oberbegriff *Autoaggressionskrankheiten* und/oder haben einen direkten Zusammenhang mit einer gestörten Darmflora. Sie können generell erfolgreich mit den Hildegard-Naturheilmitteln behandelt werden. Die Basisbehandlung beginnt immer mit einer mikrobiologischen Darmflora-Analyse und daran anschließend der Bärwurz-Kur zur Darmsanierung.

Spezielle Heilmittel, die zusätzlich für eine erfolgreiche Heilung hilfreich sind, werden an Ort und Stelle beschrieben. Da jede Erkrankung jedoch individuell behandelt werden muss, kann es bei den jeweiligen Krankheitsbildern nur allgemeine Hinweise auf die empfohlenen Mittel geben (deren Einnahmeanweisung ist bei den Mitteln im Kapitel VI beschrieben). Weitere Informationen finden Sie auch im Kapitel V.

Allergien

▸ **Ursachen und Symptome:**
Heuschnupfen, Asthma, Neurodermitis, Nahrungsmittelallergien, Gluten-Unverträglichkeit (Zöliakie): Nahezu jeder dritte Europäer ist von Allergie betroffen. 24 Millionen Deutsche leiden an einer Überempfindlichkeit an normalerweise harmlosen Stoffen aus Umwelt oder Lebensmitteln, wobei es fast immer zu einer Reaktion des Allergens mit den in den Schleimhäuten gebildeten Antikörpern IgE kommt und zu einer Ausschüttung von Histamin und deren allergischen Symptomen: tränende Augen, Juckreiz, Heuschnupfen, Asthma, Hautausschlag. Schlimmstenfalls endet es sogar mit dem tödlichen anaphylaktischen Schock.
Das Immunsystem hat verschiedene Möglichkeiten, mit den eingedrungenen Allergenen fertigzuwerden und die Gifte wieder aus dem Körper zu entfernen, wobei vor allem die weißen Blutkörperchen in Aktion treten. Besonders rasch reagieren die sogenannten B-Lymphozyten, die sich beim Kontakt mit dem Allergen in eine Plasmazelle umwandeln. Jede Plasmazelle kann Millionen von Antikörpern im Blut freisetzen, die sich mit den Allergenen verbinden. Werden die Allergene vom Immunsystem als unschädlich erkannt, wird die Umwandlung von B-Lymphozyten in Plasmazellen verhindert, sodass keine Allergie auftritt. Beim Allergiker tritt aber keine Hemmung auf, weswegen die B-Lymphozyten auch auf harmlose Substanzen heftig reagieren und den eigenen Körper angreifen, z. B. die eigene Haut.

▸ **Hildegard-Therapie:**
Keine Heilung ohne Änderung der Ursachen: Die Dinkeldiät bzw. der Austausch von Weizen durch Dinkel in der Ernährung ist die Standardbehandlung von Allergien und anderer Empfindlichkeiten wie Neurodermitis, Ekzemen, Heuschnupfen oder allergischem Asthma. Sie hat bei konsequenter Durchführung immer zur vollen Remission der Beschwerden geführt. Demgegenüber werden zwar durch andere Diätversuche vor allem bei Patienten mit Allergien, Ekzemen und Neurodermitis gewisse Erfolge erzielt – tragischerweise bei »härtester Konsequenz« und »Verzicht als Erziehungsfaktor«. Hinzu kommt, dass der herkömmliche Cortisoneffekt keine Heilung bedeutet. Cortison unterdrückt zwar die Entzündung, führt aber niemals zur Heilung!

Colitis ulcerosa

Diese chronisch-entzündliche Erkrankung des Dickdarms beginnt meist im Rektum und breitet sich kontinuierlich auf höhere Darmabschnitte aus. Nur die oberflächlichen Schleimhautschichten (Mukosa) sind von der Entzündung und Geschwürbildung betroffen. Der Verlauf ist meist schubweise; zur Erstmanifestation kommt es meist zwischen dem 20. und 40. Lebensjahr.

- ▸ **Ursachen:**
- Stress, psychosomatische Erkrankung
- Autoimmunerkrankung
- falsche Ernährung
- schwaches Bindegewebe.

- ▸ **Symptome:**
- Blutig-schleimige Durchfälle, die mehr als zehnmal täglich auftreten
- krampfartige Bauchschmerzen
- schmerzhafter Stuhldrang
- Gewichtsverlust.

- ▸ **Hildegard-Therapie:**
- Fenchel-Tabletten
- Muskatellersalbei-Elixier
- Galgant-Tabletten
- Fenchel-Galgant-Tabletten
- Wasserlinsen-Elixier

Darm-Pilzinfektion

»Der Tod sitzt im Darm« – diese Überzeugung von Hippokrates teilt die Hildegard-Heilkunde.

▸ **Ursachen:**

Wut, Zorn und Ärger produzieren so viel Gallensäure, dass die natürlichen Darmbakterien zerstört werden.

An ihrer Stelle wachsen krank machende Keime, so auch Hefepilze, die zunächst Pilzinfektionen auslösen können. Die Beschwerden bei der Darminfektion durch Hefepilze (Candida albicans) oder Schimmelpilze (Aspergillus fumigatus bzw. Aspergillus niger) sind außerordentlich vielseitig:

▸ **Symptome:**

- Blähungen, Sodbrennen, Aufstoßen
- Verstopfung oder Durchfall
- Juckreiz am After oder in der Vagina
- ständige Müdigkeit und Erschöpfung
- Schlaflosigkeit, Konzentrationsstörungen
- Haarausfall, Mundgeruch, Körpergeruch
- Stimmungsschwankungen und Depressionen

▸ **Hildegard-Therapie:**

- Darmsanierung mit der Bärwurz-Kur
- Weinessig-Fencheltee-Kur (1 EL Weinessig auf eine Tasse Fencheltee)
- Wiederherstellung der Darmflora mit Probiotika (Mutaflor bzw. Bactoflor)
- Galgant-Tabletten
- Fenchel-Tabletten
- Wasserlinsen-Elixier

Darmpolypen

Gutartige Wucherungen (Adenom) der Dickdarmschleimhaut befinden sich in über 50 Prozent der Fälle im Rektum; 10 Prozent der Erwachsenen sind davon betroffen. Von Polyposis intestinalis spricht man, wenn sich mehr als 100 Polypen im Darm befinden; hier besteht die Gefahr karzinomatöser Entartung. Polypen sind Präcancerosen!

▸ **Ursachen:**

- Junk Food, Fast Food
- krebsauslösende Toxine in den Lebensmitteln (z. B. Herbizide wie Glyphosat, Aphlatoxine im Weizen, Wachstumshormone)
- auch die Antibabypille mit Östrogenen.

▸ **Symptome:**

- Keine Symptome, meist Zufallsbefund.
- Es kann jedoch neben der Krebsgefahr zu Blutungen und Verlegung des Darms kommen.

▸ **Hildegard-Therapie:**

- Galgant-Tabletten
- Fenchel-Tabletten
- Flohsamen
- Wasserlinsen-Elixier
- Hildegard Immun-Kraft®
- 3 EL gekochte Dinkelkörner in jede Mahlzeit geben.
- Bei Polypen im Enddarm: 2 Wochen lang über Nacht ein Zäpfchen aus Veilchensalbe oder Virita Balm einführen.

Depressionen

Die Gesundheit des Gehirns und des Darms sind untrennbar miteinander verbunden. Der Darm und die Darmflora sind Hauptzielorgane seelischer Konflikte und einer falschen Ernährung, gleichzeitig ein Maß für die körpereigene Abwehrkraft. Daher ist auch hier Heilung nur möglich, wenn die Darmflora saniert wird. Ratsam ist, vor jeder Therapie den Schaden mithilfe einer Darmflora-Analyse festzustellen – worauf Darmsanierung mit der Bärwurz-Kur und Substitution der fehlenden Darmbakterien durch natürliche Darmkeime (Probiotika) folgen. Ist der Darm saniert, verschwindet erfahrungsgemäß die Depression.

Im gesunden Darm produzieren Neuronen 90 Prozent aller Neurotransmitter wie Dopamin, Adrenalin oder Noradrenalin und insbesondere das Glückshormon Serotonin, das dann dem Gehirn zur Verfügung gestellt wird. Ein Serotoninmangel aber, wie er bei einem gestörten Mikrobiom, bei der fehlerhaften Besiedlung der Darmflora (Dysbakterie) zwangsläufig auftritt, hat neben den fatalen Auswirkungen auf die Psyche auch einen negativen, lähmenden Einfluss auf die Darmmobilität. Solch einen Teufelskreis kann die die Dinkelkost als zentraler Bestandteil der Darmsanierung und -gesundheit durchbrechen helfen, da sie neben Ballaststoffen auch genügend Thryptophan für die Serotoninsynthese liefert.

Mehrere im Dinkel vorhandene Inhaltsstoffe sind für die Stimmungsaufhellung verantwortlich. So hat der Dinkel im Vergleich zum Weizen einen höheren Gehalt an Phenylalanin und Tryptophan. Diese beiden essentiellen Aminosäuren sind wichtige Ausgangsstoffe für die Neurotransmitter, die für die Weiterleitung von Nervenimpulsen im Organismus verantwortlich sind. Aus Phenylalanin entstehen z. B. Dopamin und die beiden Nebennierenmarkhormone Noradrenalin und Adrenalin. Beide sind für die gute Stimmung verantwortlich und für die Kunst, im Stress zu überleben. Hier kann ein Mangel zu schweren Depressionen führen. Adrenalin und Noradrenalin sind außerdem für andere vitale Funktionen, z. B. für die Blutdruckregulation des Körpers, verantwortlich. Tryptophan regt seinerseits wiederum die Produktion des Stimmungs- und Glückshormons Serotonin an, das auf die Gemütslage ausgleichend einwirkt. Seelische Ausgeglichenheit ist jedoch der beste Schutz gegen Krankheiten. Dinkel sollte deshalb zentraler Bestandteil der Ernährung sein; er ist in der Lage, die Stimmung zu heben, die Nerven zu stabilisieren und die spirituelle Gesundheit zu fördern.

▸ **Hildegard-Therapie:**

- Darmsanierung
- Aderlass zur Entfernung der »Melanche«
- Aronstab-Elixier
- Umstellung auf Dinkel, Hildegard-Kost mit viel Obst und Gemüse
- Hildegard-Psychotherapie

Speiseplan für mehr Nervenkraft

- Dinkel, Edelkastanien, Obst und Gemüse, Mandeln, Feigen, Fenchel.
- Geflügel, besonders Strauß, Lamm, Ziege, Reh, Hirsch.
- Barsch, Hecht, Dorsch.
- Geringe Mengen Butter, kaltgepresstes Sonnenblumenöl.
- Frischkäse, Quark, Käse.
- Kopfsalat mit Dinkel.
- Salzarme Ernährung mit frischen Kräutern und Gewürzen (Quendel, Galgant, Bertram).
- Nerventee, Fencheltee, Dinkelkaffee, Dinkelbier.

Bei Nervenleiden sind zu meiden

- Fettes Fleisch, Wurst, Speck, Schweinefleisch, geräuchertes, gepökeltes Fleisch, Fleischkonserven.
- Geräucherte Fische, Ölsardinen, Aal, Bückling, Fischkonserven.
- Raffinadezucker, Schokolade, Speiseeis, zucker- und fettreiche Süßspeisen, Konfitüre (Ausnahmen: Quitten-, Mispel-, Kornelkirsch-, Himbeer-, Brombeermarmelade).
- Vollraffinierte und gehärtete Fette, Margarine, Braten- und Backfette, Olivenöl(!).
- Auszugsmehlprodukte, fette Backwaren (Torten).
- Bohnenkaffee, Alkohol, Nikotin.
- Gesüßte Obstsäfte, Cola-Getränke, Spirituosen, Mineralwasser, Wein.
- Küchengifte (Erdbeeren, Pfirsiche, Pflaumen, Lauch) und Rohkost.

Dickdarmkrebs

Magen und Darm sind große Zielscheiben von 35 seelischen Konflikten, die sich in vielfältigen Krankheitsbildern manifestieren können, meist mit autoaggressiver Ursache – Gastritis, Magengeschwür, Magenkrebs, Zwölffingerdarm-Geschwüre, Morbus Crohn, Polypen oder Colitis ulcerosa –, die schließlich in 40 Prozent aller Fälle in Dickdarmkrebs (Kolorektales Karzinom) übergehen können.
Die Entartung von Dickdarmgewebe mit hauptsächlicher Lokalisation zu 60 Prozent im Rektum (Mastdarm) und zu 20 Prozent im Sigmoid (Grimmdarm) ist der zweithäufigste bösartige Tumor bei Männern (nach Lungenkrebs) und tritt bei beiden Geschlechtern am häufigsten zwischen dem 50. und 70. Lebensjahr auf.

▸ **Ursachen:**

- Stressbedingte Autoaggression
- Ernährung, die reich an Fett und Fleisch, aber arm an Ballaststoffen ist
- Maligne Entartung von Polypen oder Colitis ulcerosa

▸ **Symptome:**

- Abwehrschwäche der Präcancerose
- oft keine Frühsymptome
- Blut im Stuhl (DD: Hämorrhoiden)
- Starke Blähungen, Aufstoßen, Schluckauf
- Stuhlunregelmäßigkeiten (Verstopfung und Durchfall im Wechsel)

- bleistiftdünner Stuhl
- Abgeschlagenheit, Gewichtsverlust, subfebrile Temperatur (37,5–38 °C)
- Nachtschweiß
- Tumor evtl. tastbar (rektale Untersuchung).

▸ **Hildegard-Therapie:**

- Habermus morgens
- Fenchel-Tabletten
- Galgant-Tabletten
- Fenchel-Galgant-Tabletten
- Wasserlinsen-Elixier
- Hildegard Immun-Kraft®

Frühwarnsignale Krebs

Jeder zweite Mann und jede dritte Frau laufen heute Gefahr, Krebs zu bekommen. Die schulmedizinische Behandlung zerstört aber nicht nur die Lebensqualität, sondern auch oft das Leben, denn die von ihr eingesetzten Mittel sind alles andere als harmlos. Die Patienten verlieren die Haare und den Appetit, müssen sich übergeben, sind abgeschlagen und von Entzündungen geplagt. So keimt bei einigen Medizinern langsam der Verdacht, dass die so gepriesenen Zytostatika womöglich gar nicht mehr können, als Metastasen nur vorübergehend schrumpfen zu lassen. Zwar soll hier nicht bestritten werden, dass der eine oder andere Patient trotz Chemo durchkommt, aber er muss mit bleibenden Langzeitschäden rechnen.

Ohne die Beseitigung der seelischen Ursachen ist der Krebs ohnehin unheilbar, da Krebs keine lokale Krankheit ist, sondern immer eine Erkrankung des ganzen Menschen.
Nach Hildegard von Bingen gibt es bei Krebs bestimmte Frühwarnsignale. An sechs Symptomkreisen kann man erkennen, ob der Körper auf dem Weg ist, Krebs zu bilden. Bleiben sie unbeachtet, steht der Patient bald mit dem Rücken zur Wand. Der Schulmedizin erkennt diese Beschwerden jedoch nicht als Möglichkeit der Krebsfrüherkennung, deshalb fehlt es ihr auch an Krebsvorbeugung.

Folgende Symptome bzw. Leiden in Bezug auf bestimmte Organe sollten nie ignoriert werden:

- Herz: Herzschmerzen, Herzschwäche, Herzbeschwerden ohne eigenen organischen Befund.
- Lunge: ständige Erkältungsanfälligkeit, Sinusitis, Bronchitis.
- Leber: Hepatitis, Leberzirrhose, veränderte Leberenzyme.
- Magen: Schmerzen, Schluckauf, Sodbrennen.
- Darm: Blähungen, Entzündungen, Blut, Verstopfung oder Durchfall im Wechsel.
- Körper: rheumatoide Schmerzen, hin und her ziehende Schmerzen im ganzen Körper, Zwicken im Bauch, Koliken, Hexenschuss und Ischialgie.

Bis zu diesem Punkt kann man der Krebskrankheit mit Wasserlinsen-Elixier vorbeugen. Achtet man nicht auf diese Frühwarnzeichen, kann es zum sogenannten Krebssprung kommen, und die Krebserkrankung wird ausgelöst.

Divertikulitis

Bei dieser bakteriellen Entzündung der Wand eines Divertikels (Ausstülpung der Schleimhaut) sammeln sich Kotmassen in den Darmtaschen. Sie verhärten sich symptomlos zu Kotsteinen, können aber auch eine entzündliche Reaktion auslösen.

► **Ursachen:**

- Bindegewebsschwäche (konstitutionell oder im Alter)
- erhöhter Darminnendruck aufgrund ballaststoffarmer Ernährung, Übergewicht, Bewegungsmangel.

► **Symptome:**

- meist keine (90%)
- evtl. Verstopfung und Druckentwicklung
- kolikartige Schmerzen im linken Unterbauch (»Linksappendizitis«); Verschlechterung nach dem Essen, Besserung nach Stuhlgang
- Blähungen (Flatulenz)
- beständiger schmerzhafter Stuhldrang
- Palpation: druckschmerzhafte Walze im linken Unterbauch tastbar
- Fistelbildung in der Harnblase oder der Vagina

► **Hildegard-Therapie:**

- Galgant-Tabletten
- Fenchel-Tabletten
- Wasserlinsen-Elixier

- Flohsamen-Wein
- *Achtung:* Weder ganze Flohsamen noch ganze Getreidekörner zu sich nehmen.

Durchfall

Bei der Diarrhoe kommt es zu häufiger Stuhlentleerung (mehr als dreimal am Tag); der Stuhl ist flüssig und mengenmäßig zu viel.

▸ **Ursachen:**

- Infektionen mit Salmonellen, Shigellen, Amöben, Bakterien, Viren.
- Schwermetalle (Blei, Arsen, Quecksilber)
- Medikamente (Antibiotika)
- Genussgifte (Alkohol, Nikotin, Kaffee)
- Lebensmittelvergiftung

▸ **Hildegard-Therapie:**

- Durchfall-Ei (s. Kap. VI)

Am wichtigsten ist das Essverhalten. Absolut **verboten** sind für die ganze Behandlungsdauer:

- Milch und sämtliche Milchprodukte wie Käse, Quark, Sahne, Speiseeis;
- Butter ist in geringen Mengen erlaubt;
- Schwarzbrot, Gersten- und Mehrkornbrote, grobes Schrotgebäck, frisches Hefegebäck;

- alles Kalte: Wasser, Mineralwasser;
- alles Geröstete und Gebratene, Pikantes wie Senf, Paprika;
- Rohkost, Salate, rohes Obst;
- »Küchengifte« (Erdbeeren, Pfirsiche, Pflaumen, Lauch);
- Gurken, Nachtschattengewächse (Tomaten, Kartoffeln, Paprika, Auberginen);
- Schweinefleisch, Rindfleisch, Konserven, Wurstwaren;
- Zucker, Süßigkeiten, Marmelade, Konfitüre.

Ab dem dritten Tag der Erkrankung oder überhaupt bei Neigung zu dünnen Stuhlgängen sind **erlaubt:**
- Dinkelbackwaren: Dinkelweißbrot mit Butter, altes Hefegebäck, Zwieback;
- Dinkelgrieß, Dinkelmehl und das daraus Zubereitete (z. B. Spätzle, Klöße, Nudeln);
- gelöschter Wein, ggf. auch Bio-Rotwein;
- Huhn und Hühnerbrühe;
- gekochtes Apfelkompott (nicht Apfelmus);
- nicht ganz frischer Apfelkuchen (schwach süß);
- gedünstetes Kalbfleisch und Leber;
- gekochte Himbeeren, Kirschen und Brombeeren.

Gastritis (Magenschleimhaut-Entzündung)

Bei Gastritis herrscht ein Ungleichgewicht zwischen schützenden Faktoren, z. B. Magenschleim und aggressiven Faktoren, z. B. Salzsäure, Pepsin, Gallensäure in der Magenschleimhaut!
Magendrüsen (Glandula gastrica) befinden sich in verschiedenen Regionen des Magens, sie sind unter anderem für die Sekretion von Schleim und Magensaft zuständig.

▸ **Ursachen:**

- Fast Food, Junk Food
- Speisen aus der Fritteuse
- hochprozentige Alkoholika
- Tabak
- Bohnenkaffee

▸ **Symptome:**

Jede Gastritis kann in ein Magengeschwür (Ulcus ventriculi) und in Magenkrebs übergehen. Eine Gastritis mit Magenblutungen (Nachweis mit Hämoccult-Test) hat oft den Anschein eines Magengeschwürs.

▸ **Hildegard-Therapie:**

- Muskatellersalbei-Elixier
- Rosen-Lakritz-Saft
- Fenchel-Tabletten

- Galgant-Tabletten
- Fenchel-Galgant-Tabletten

Gluten-Unverträglichkeit/ Weizen-Allergie (Zöliakie)

Bei der Zöliakie wird die Darmschleimhaut so angegriffen, dass die Darmzotten sukzessive autoaggressiv zerstört werden. Durch eine konsequente Dinkelkost wird diese Zerstörung reversibel, anderenfalls ist die Zöliakie schulmedizinisch lebenslänglich unheilbar. Mit zahllosen Zöliakie-Patienten habe ich die Erfahrung gemacht, dass Dinkel ihre Beschwerden heilen konnte!
Die neue Volkskrankheit Weizen-Allergie/Gluten-Unverträglichkeit ist erst rund drei Jahrzehnte Jahre alt. In Deutschland sollen bereits 30 Prozent der Bevölkerung (in den USA sogar 50 Prozent) an der Gluten-Allergie erkrankt sein. Dabei ist die echte Gluten-Allergie, die sich als Zöliakie manifestiert, eine äußerst seltene Erkrankung.
Die Gluten-Allergie ist eine Empfindlichkeit auf Gluten, das Eiweiß, das dem Brot seine Elastizität verleiht. Längst hat sich die Lebensmittelindustrie auf diese Pseudoerkrankung gestürzt und kreiert einen riesigen Markt mit glutenfreien Lebensmitteln. Aber wenn das alles stimmen sollte, was dem Gluten zugeschoben wird – angefangen bei Kopfschmerz bis zur Darmentzündung, Zöliakie, Diabetes, Übergewicht, Demenz, Depression,

Burnout, Kinderlosigkeit und Frigidität –, wäre die Menschheit bereits ausgestorben. Es gibt Gluten im Getreide seit mehr als 5000 Jahren, von den Ägyptern, Griechen, Römern, Kelten bis zu den Germanen. Doch wurde in den letzten Jahrzehnten der Weizen nicht nur genetisch verändert, sondern auch noch mit Proteinen bis zur Unkenntlichkeit »verzüchtet«, sodass von ihm heute große Entzündungsrisiken für den Darm ausgehen (s. a. Kapitel V »Weizen – vom Heilmittel zum Gift«).

▸ **Hildegard-Therapie:**

- Darmsanierung mit der Bärwurz-Kur
- Konsequente Dinkelernährung (keine anderen Getreidesorten)
- Wasserlinsen-Elixier
- Kalbsfußknochen-Brühe
- Fenchel-Galgant-Tabletten
- Fenchel-Tabletten
- Hildegard Immun-Kraft®

Hämorrhoiden

Die Wucherung des arterio-venösen Schwellkörpers des Anus entsteht durch vermehrte Zellteilung und eine damit verbundene außerordentliche Erhöhung der Zellanzahl mit knotenartigen Vergrößerungen. Nach Wegfall des jeweiligen Ausgangsproblems, z. B. harter Stuhl, ist sie reversibel. Die Zellzahl normalisiert sich wieder.

▸ Ursachen:

- sitzende Tätigkeit
- chronische Verstopfung
- Bewegungsmangel
- faserarme Kost
- Schwangerschaft.

▸ Symptome:

- Darmblutungen (helles Blut),
- Juckreiz, Stechen und Brennen in der Analregion
- Schmerzen nach dem Stuhlgang.

▸ Hildegard-Therapie

- 1 × täglich 20–40 Tropfen Bachbungen-Saft (siehe Bezugsquellen) ins heiße Essen
- 3 EL gekochte Dinkelkörner in jedes Essen
- Zäpfchen aus Veilchensalbe oder Virita Balm über Nacht für 2 Wochen
- Hildegard Immun-Kraft®
- Bei blutenden Hämorrhoiden: Bohnensuppe ohne Bohnen, d. h., getrocknete Bohnen (egal welche) in Wasser kochen, bis sie weich sind. Nur vom Kochwasser täglich ¼ l trinken.

Hautleiden

Die Haut sowie die Magen- und Darmschleimhaut bilden eine Einheit, und 90 Prozent aller Hautkrankheiten nehmen im Darm ihren Anfang.

- Hautausschlag, Atopisches Ekzem, Neurodermitis
- Akne
- Allergie
- Geschwüre (Ulcera)
- Nesselsucht (Urticaria)
- Blasenausschläge (Pustula), z. B. Herpes oder Pemphigus (Blasensucht)
- Hautkrebs und Brustkrebs sowie andere bösartige Geschwulste (Tumore)
- Hautschuppen, charakteristisch für die Psoriasis
- Hautfärbungen, z. B. rot für Allergie, grau für Herpes sowie weiß bei Akne oder Furunkulose
- rissige Haut, z. B. bei Dermatitis
- Hautkrätze bei juckenden Dermatosen
- Fisteln
- Erysipel (Wundrose, Rotlauf)
- Wunden, Abszesse und Verbrennungen.

Aufgrund unserer Bücher und Vorträge melden sich in der Hildegard-Praxis meistens solche Patienten, die praktisch für »unheilbar« erklärt werden. Die Hautpatienten machen darunter – neben den Krebs-, Augen- und Herzerkrankten – wohl den Hauptteil aus.

▸ Ursachen:

Die Haut ist der Spiegel der Seele. Wie auf einer Projektionsfläche spiegeln sich die seelischen und emotionellen Konflikte auf der Haut wider. Die meisten Hautkrankheiten sind chronisch, d. h. unheilbar, weil die seelischen Ursachen meistens nicht erkannt und daher nicht mitbehandelt werden. Die meisten Hautpatienten werden schulmedizinisch nur mit Cortison oder Antibiotika behandelt, die das Symptom zwar rasch zum Abklingen bringen, aber nicht heilen. (Cortison ist kein Heilmittel!) Hinzu kommt die Tatsache, dass die Haut und die innere Schleimhaut vom Mund bis zum After eine Einheit bilden, d. h., der Darm muss bei jeder Hauterkrankung mitbehandelt werden. Die Nichtbeachtung dieser Tatsache führt zu den vielen Misserfolgen und Frustrationen und muss zum »hoffnungslosen Fall« abgestempelt zu werden.

▸ Hildegard-Therapie:

- Haut und die Magen- und Darmschleimhaut müssen immer als Einheit behandelt werden. Für eine vollständige ganzheitliche Heilung ist daher bei allen Hautkrankheiten als Erstes eine Darmsanierung notwendig, weil 90 Prozent aller Hautkrankheiten im Darm ihren Anfang nehmen.
- Hildegard-Ernährungstherapie: Durch langjährige Erfahrung weiß ich, dass die Dinkeldiät, d. h. der Ersatz von Weizen durch Dinkel, die tragende Säule dieser Verordnungsweise ist, weil dem Dinkel kein anderes Nahrungsmittel in seiner universellen Verträglichkeit gleichkommt. Die Heilungsrate liegt zwischen 80 bis 90 Prozent.

- Hildegard-Psychotherapie: Zusätzlich müssen die seelischen Blockaden und Ursachen gefunden und beseitigt werden, weil fast jedes Hautleiden und jede Allergie im seelischen Bereich ausgelöst wird.
- Maulbeer-Kompresse
- Veilchensalbe
- Hildegard-Kosmetik wie Virita® Liliensalbe, Lilienblütenwasser, Lilienblütencreme (siehe Bezugsquellen).
- Aderlass

► **Zusätzliche Empfehlungen:**

- Bei Juckreiz, Allergien, Ekzemen, Neuralgien, Sklerodermie und Schmerzen: 1–3 EL Mohnkörner werden täglich ins Essen gestreut, alternativ mit Apfelkompott oder auch als Mohnkuchen gegessen. Die Inhaltsstoffe des Speisemohns beruhigen die rissige Haut und sorgen dafür, dass der Juckreiz verschwindet.

► **Zur Wundheilung:**

- Oliven-Rosen-Öl: 1 ml echtes Rosenöl mit 100 ml Olivenöl mischen und mit diesem Öl die Wunden massieren. Bereits nach kurzer Zeit verschwindet der Juckreiz, und die Wunden heilen.
- Veilchencreme oder Virita Balm® zur Wundheilung, zur Verhütung von geschwulstartigen Narben (auch Operationsnarben), zur Verhütung von Brustkrebs, bei gutartigen Hautzysten oder zur Behandlung von Schäden durch Bestrahlung. Zur Vorbeugung und Behandlung von Neurodermitis und allen Hautkrankheiten, von Basaliomen, Hämatomen, Rosacea, Neurodermitis.

Genereller Therapieplan bei Hautleiden

- Alle Weizenprodukte durch Dinkelprodukte ersetzen, namentlich alle Teigwaren und Weißmehlprodukte.
- Gegen den Juckreiz (reichlich) gemahlenen Speisemohn essen (auch Mohnspeisen wie Strudel, Hörnchen, Mohnkuchen aus Dinkelmehl).
- Zwei- bis dreimal wöchentlich ein Rote-Bete-Gemüse, mit Quendelgewürz als Zusatz gekocht und mit Dinkelweißmehl sämig gemacht, auf den Tisch bringen.
- Alle »Küchengifte« (Erdbeeren, Pfirsiche, Pflaumen, Lauch) weglassen; Kartoffeln (Nachtschattengewächs) weitestgehend meiden.
- Alle Produkte vom Schwein und alle Wurstwaren meiden.
- Abgesehen vom Hildegard-Kopfsalat keine andere Rohkost zu sich nehmen.
- Einsatz von (Rohr-) Zucker, Essig oder Salz und Gewürzen im vernünftigen Rahmen halten.
- Ausschleichen von überflüssig gewordenen Antibiotika, Kortikoiden, Arzneimitteln. Antibabypille absetzen und andere Verhütungsmöglichkeit wählen.
- Keine Kuhmilch und deren Produkte wie Käse, Joghurt usw. Milchprodukte sind nur anfangs kritisch und zu meiden.

Die Heilung erfolgt – vermutlich je nach psychischer Reaktionslage – innerhalb von zwei bis sechs Monaten. Eine gewisse Diät ist zwar zeitlebens einzuhalten, kann aber im Rahmen der Dinkeldiät der Speiseplan sehr freizügig gestaltet werden.

Magengeschwür (Ulcus ventriculi)

▸ **Symptome:**

- häufig krampfartige Magenschmerzen beim Essen oder bald nach dem Essen (Sofortschmerz)
- Erbrechen, Übelkeit und Aufstoßen.

Weitere Symptome sind, neben einem allgemeinen Krankheitsgefühl:

- Punktschmerz auf der Hälfte der Linie zwischen Brustbein und Bauchnabe
- Druckschmerz in der Magengrube
- Magenbrennen, Magenschmerzen.

▸ **Hildegard-Therapie:**

- Muskatellersalbei-Elixier
- Rosen-Lakritz-Saft
- Fenchel-Tabletten
- Galgant-Tabletten
- Fenchel-Galgant-Tabletten

Magenkrebs

Hildegard hatte doch recht: Krebs ist eine Infektionskrankheit. Inzwischen haben die beiden australischen Forscher Dr. Barry Marshall und Dr. Robin Warren bewiesen, dass Helicobacter-pylori-Bakterien den Magen infizieren können mit der Folge von Gastritis, die in ein Magengeschwür und schließlich auch noch in Krebswachstum übergehen kann. Die Schulmedizin antwortet darauf mit der »Triple-Therapie«, d. h. mit zwei Antibiotika und einer Protonenpumpe. Die Antibiotika töten zwar Helicobacter pylori ab, aber der Darm sieht danach aus wie eine Mondlandschaft. Totalschaden bei der Darmflora, und nach kurzer Zeit ist alles schlimmer als zuvor.

▸ **Hildegard-Therapie:**

- Rosen-Lakritz-Saft
- 1 TL Engelsüß (Süßholzpulver) morgens in Habermus
- Muskatellersalbei-Elixier
- Galgant-Tabletten
- Fenchel-Galgant-Tabletten
- Fenchel-Tabletten
- Wasserlinsen-Elixier

Magen-Darm-Leiden, insbesondere Magen- und Darmgeschwüre, Magen- und Bauchschmerzen, Gastritis sowie Erkrankungen der Bauchspeicheldrüse, Leber und Galle

▸ **Hildegard-Therapie:**
Zwei bis vier Monate lang nimmt man 2–4 Messerspitzen Ingwer-Mischpulver nach dem Essen und vor dem Schlafengehen in einem halben Glas Rotwein, bis die Magenschmerzen verschwinden. Dieses Ingwer-Mischpulver räumt mit den lästigen Oberbauchbeschwerden gründlich auf.
Bei nächtlichen Magen- oder Darmschmerzen: 3–5 Fenchel-Tabletten vor dem Schlafen im Mund zergehen lassen.

Allgemeine Hildegard-Diät bei Magenschmerzen

Fast 90 Prozent aller Heilerfolge sind auf den richtigen Einsatz von Dinkel zurückzuführen. Dabei ist insbesondere die Fülle von Mineralien für die gute Wirkung als Antazidum zur Neutralisation von stressbedingter Gallensäure verantwortlich. Hildegard nennt sie Schwarzgalle oder Melanche.

Achtung: Nicht die Magensalzsäure, sondern die Gallensäure verursacht jenen stechenden Magenschmerz beim Durchgang durch die Magenwand, und genau diese Gallensäure wird von den vielen Mineralien im Dinkel und im Gemüse neutralisiert. Andere chemische Antazida, insbesondere Aluminiumsalze bei Magenschmerzen und Gastritis sind gefährlich, weil sich Aluminium im Gehirn ansammeln kann mit der Gefahr der Auslösung von Alzheimer.

Auch Mandel- oder Ziegenmilch neutralisieren die Gallensäure und helfen bei der Ausheilung der entzündeten Magenschleimhaut.

Bei Magen-Darm-Leiden sollen generell gemieden werden:

- alle sauren Früchte
- Rohkost
- alle frittierten Lebensmittel
- Tabak, Alkohol, Kaffee und Vollmilchschokolade
- scharfe Gewürze wie Senf und Paprika
- Zucker und Süßigkeiten, auch synthetische Süßstoffe wie Saccharin oder Aspartam.

Morbus Crohn

Diese chronisch entzündliche Erkrankung aller Wandschichten des gesamten Verdauungstrakts, vom Mund bis zum Anus, hat einen schubweisen Verlauf. Klebsiellen im Darm produzieren das Enzym HLA-B-27, das die Magenschleimhaut und die Gelenke angreift und zerstört. Die Autoimmunerkrankung manifestiert sich erstmals meist zwischen dem 20. und 40. Lebensjahr.

▸ **Ursachen:**

- stressbedingte Faktoren
- falsche Ernährung (Fast Food, Junk Food)
- Klebsiellen im Darm produzieren das Enzym HLA-B-27, das die Magenschleimhaut und die Gelenke angreift.

▸ **Symptome:**

- Durchfälle (mehr als zehnmal täglich, meist ohne Blut)
- kolikartige Schmerzen im rechten Unterbauch mit Verdacht auf Blinddarmentzündung
- leichtes Fieber
- Blähungen (Flatulenz)
- Übelkeit, Erbrechen

Mögliche Komplikationen:

- Malabsorptionssyndrom (Störung der Aufnahme der Nahrung im Darm) mit Gewichtsverlust
- Darmstenose (Einengung im Darm) mit Darmverschluss, Fisteln (40–50 Prozent der Fälle).

- Selten: Krebswachstum im Grimmdarm (Kolon) und Mastdarms (Rektum).

▸ **Hildegard-Therapie:**

- Rosen-Lakritz-Saft
- Fenchel-Tabletten
- Galgant-Tabletten
- Fenchel-Galgant-Tabletten
- Muskatellersalbei-Elixier
- Wasserlinsen-Elixier
- Sanikel-Elixier zum Abschluss der Therapie.

Reizdarm (Colon Irritabile)

Funktionelle Störung der Darmpassage ohne organischen Befund außer mal Durchfall, mal Verstopfung. Nahezu 50 Prozent aller Patienten mit Magen-Darm-Störungen haben einen Reizdarm im Alter zwischen 20 und 40 Jahren. Männer sind häufiger als Frauen betroffen.

▸ **Ursachen:**

- Wut im Bauch
- Depressionen
- Verkrampfungen
- Angstzustände, Aggression und Autoaggression
- Stressbedingte Entzündungsattacken auf die Darmschleimhaut

- Zerstörung der Darmflora durch Fremdstoffe, die als Allergene wirken: Zu ihnen gehören alle chemischen Medikamente (Antibiotika, Schmerzmittel), Umweltgifte (v.a. Glyphosat), »Küchengifte« und andere Lebensmittel mit hohem Allergiepotenzial (u.a. Weizen), Rohkost, Junk Food.

▸ **Symptome:**

- Stuhlunregelmäßigkeiten: Verstopfung, evtl. im Wechsel mit Durchfall
- krampfartige Bauchschmerzen wechselnder Stärke und Lokalisation (meist besser nach Stuhlgang)
- Druckgefühl im Unterbauch
- Völlegefühl und Blähungen
- schafkotartiger Stuhl
- oft jahrelange Peristaltikstörungen im Dickdarm (wodurch der Speisebrei schlecht rutscht)
- Nahrungsmittelunverträglichkeit

▸ **Hildegard-Therapie:**

- Wiederherstellung der Darmflora
- Galgant-Tabletten
- Fenchel-Tabletten
- Wasserlinsen-Elixier
- Ggf. krampflösende Medikamente
- Probiotika (Mutaflor, Bactoflor)

Reizmagen (Nervöser Magen)

Funktionelle Störung ohne Befund

▸ **Ursachen:**

- psychische Faktoren (Stress, Ärger, Trauer) bewirken Spasmen der Magenmuskulatur

▸ **Symptome:**

- Sodbrennen, Aufstoßen
- Druckgefühl im Oberbauch
- Völlegefühl und Schmerzen im Epigastrium
- Unverträglichkeit bestimmter Speisen
- Appetitmangel
- Übelkeit, Brechreiz, Erbrechen

▸ **Hildegard-Therapie:**

- Poleiminze-Essig-Honig
- 3 × täglich ein EL Weinessig, ggf. in Fencheltee
- Rosen-Lakritz-Saft
- Fenchel-Tabletten
- Kalbsfußknochen-Brühe
- Muskatellersalbei-Elixier
- Galgant-Tabletten
- Fenchel-Galgant-Tabletten

Sodbrennen

Unter dem Zurückfließen von Magensaft in die Speiseröhre (Gastroösophagealer Reflux), das zu Sodbrennen und Entzündung der Speiseröhre führt, leiden viele »arme Schlucker«. Nach dem 50. Lebensjahr werden nur noch 50 Prozent der normalen Magensäure produziert, und das Essen, besonders Eiweiß, wird schlechter verdaut. Wird hier nicht gegengesteuert, kommt es neben dem Brennschmerz zu

▸ **Symptome:**

- Blähungen
- belegte Zunge
- übler Geschmack, Mundgeruch
- Appetitmangel
- Völlegefühl
- Übelkeit und Erbrechen
- Fieber.

▸ **Ursachen:**

- seelische Belastungen und Stress
- falsche Ernährung mit zu viel Fett und Zucker.

Weitere Auslöser sind:

- schwarzer Pfeffer, Knoblauch, rohe Zwiebeln, Paprika, Chili und andere scharfe Lebensmittel sowie Pfefferminze
- Zitrusfrüchte und Orangensaft
- Genussgifte: Alkohol (insbesondere Rotwein), Nikotin, Kaffee und koffeinhaltige Getränke

- zu heiße oder zu kalte Speisen
- Medikamente: v. a. Zytostatika, Kortikoide, Schmerz- und Rheumamittel (Acetylsalicylsäure z. B. greift die Schleimhäute an und führt zu Entzündungen und Magenbluten).
- Infektionen: Lebensmittelvergiftungen (Salmonellen, Helicobacter pylori)

▸ **Hildegard-Therapie:**

- Muskatellersalbei-Elixier
- Rosen-Lakritz-Saft
- Poleiminze-Pulver mit Essig und Honig
- 3 × täglich 1 EL Weinessig, ggf. in Fencheltee
- 3–5 Fenchel-Tabletten vor und nach jedem Essen
- Kalbsfußknochen-Brühe

Sodbrennen und das Magensäure-Märchen

Für die Behandlung von Reflux ist wichtig zu verstehen, dass nicht die Salzsäure des Magens, sondern Gallensäure das Sodbrennen auslöst. Sie entsteht durch Stress und wird direkt an das Blut abgegeben. Beim Durchtritt durch den Magen verursacht die Gallensäure den charakteristischen Brennschmerz.

Seit Jahrzehnten werden Patienten falsch behandelt, wenn sie schulmedizinische Mittel zur Neutralisierung der Magensäure (Antazida) oder zu deren Unterdrückung (H2-Blocker) verordnet bekommen. Auch die Einnahme von sogenannten Protonenpumpenhemmern (»Magenschutz«) richtet mehr

Schaden als Nutzen an. Unsinnige PR-Sprüche der Pharmaindustrie verbreiteten das Märchen von zu viel Magensäure bei Sodbrennen und Magengeschwür, um Ärzte und Patienten zu verwirren: »Kein Ulcus ohne Säure!« Dabei ist genau das Gegenteil richtig: Es fehlt an Säure!

Hintergrund ist, dass der normale pH-Wert bei Gastroösophagealem Reflux (GERD) von pH 0,8 auf pH 5 oder pH 6 sinkt. Bei dieser Ausgangslage können die Eiweiße nicht mehr verdaut werden und gehen in Fäulnis über.

»Protonenpumpe« gibt es gar nicht! Wer soll hier was pumpen, die Protonen der Salzsäure sind zu wenig, nicht zu viel. Da gibt es nichts zu pumpen, grade das Gegenteil ist richtig, es fehlt die Säure.

In einer Studie mit 200 000 Militärveteranen an der Washington University School of Medicine wurden die tödlichen Gefahren der Protonenpumpenhemmer (PPH) ausgewertet:

15 von 1000 starben an Herzkrankheiten,

4 von 1000 starben an einer Nierenerkrankung,

2 von 1000 starben an Magenkrebs.

Angesichts der Tatsache, dass Millionen von Menschen regelmäßig PPIs einnehmen, führt dies jedes Jahr zu Tausenden von Todesfällen.

Deshalb ist es nur logisch, bei diesem Missstand anzusetzen und mit Hildegard-Heilmitteln Magen und Darm wieder in die Balance zu bringen.

Stuhlverstopfung

Ein guter Stuhlgang ist die halbe Gesundheit; Wohlbefinden und gute Laune hängen davon ab. Auch die alten Ärzte kannten schon den Satz: »Gut kuriert, wer gut purgiert.«

▸ **Ursachen:**

- Überessen
- Durcheinanderessen
- Rohkost

▸ **Hildegard-Therapie:**

Bei der atonischen Obstipation (verlangsamte Verdauung) werden bei Hildegard in Übereinstimmung mit der modernen Ernährungslehre Ballast- und Faserstoffe eingesetzt: Dinkelkörner, -schrot, -grütze, verstärkt mit Dinkelkleie und Flohsamen. Durch den Verzehr von mehr Ballaststoffen sinkt auch das Risiko, an Darmkrebs zu erkranken.

- Besonders wirksam sind die neu entwickelten »Flohkekse« aus Flohsamenschalen (Bezugsquelle siehe Anhang, Selberbacken leider unmöglich). Wer sie dauerhaft nimmt, hat keine Sorgen mehr mit dem Stuhlgang. Die Flohsamen (Semen Psyllii) sind die Samen einer südländischen Wegerichart und quellen bis zu ihrem zehnfachen Volumen im Darm auf. Leinsamen werden von Hildegard nicht empfohlen, weil sie Vitamine und Mineralien aus dem Darm aufnehmen und mit ausscheiden. Flohsamen sind im Gegensatz dazu neutral und erlauben die Aufnahme der Nährstoffe durch das Blut. Maximale Tagesmenge für Erwachsene: 3–5 Kekse, für Kinder: 2–3 Kekse. Wichtig: pro Keks 1 Tasse Fencheltee trinken.

- Auch der tägliche Kopfsalat, mit kalten gekochten Dinkelkörnern vermischt, sorgt für eine gute Darmpassage.
- Während des Essens sollte immer ausreichend getrunken werden: Zum Frühstück schmeckt ein guter schwarzer Dinkelkaffee so gut, dass man auf Bohnenkaffee verzichten kann. Der Dinkelkaffee sorgt wie die »Frühstückszigarette« für eine regelmäßige Verdauung, ohne dem Körper zu schaden.
- Das einfachste Mittel gegen eine chronische Verstopfung und für die Gesundheit sind täglich 3 × Fenchel-Tabletten vor dem Essen.

In der Hildegard-Heilkunde warnen wir ausdrücklich davor, bei Verdauungsstörungen so durchschlagende Abführmittel (Laxantien) wie Glaubersalz, Schwedenkräuter oder Sennesblätter oder die Colon-Hydro-Therapie (Darmspülung) einzusetzen, da hierdurch auch alles Gute an Vitaminen und Mineralien aus dem Darm gespült wird und verloren geht.

Zwölffingerdarm-Geschwür (Ulcus duodenii)

Häufiger als Magengeschwüre treten Zwölffingerdarm-Geschwüre auf.

▸ **Ursachen:**

meist eine Infektion durch Helicobacter pylori (säurefestes Bakterium, das bei 25 Prozent der 25-Jährigen, 50 Prozent der 50-Jährigen, 75 Prozent der 75-Jährigen vorkommt.

Im Allgemeinen Beschwerdefreiheit, möglich sind

▸ **Symptome:**

- Oberbauchbeschwerden bis hin zu Symptomen einer akuten Gastritis.
- Punktschmerz, mittig zwischen Brustbein und rechtem Rippenbogen,
- der sog. Nüchternschmerz, der sich auch nachts bemerkbar machen kann. Dieser vergeht rasch mit Fenchel-Tabletten oder einer Scheibe Dinkelbrot.

Zu den Komplikationen zählen:

- Blutungen: Bluterbrechen, Teerstuhl, Eisenmangelanämie
- Perforation (akutes Abdomen)
- Penetration (in benachbarte Organe)
- Magenausgangsstenose durch Narbenbildung: Erbrechen, Gewichtsabnahme
- karzinomatöse Entartung (bei Ulkus duodeni selten)

- **Hildegard-Therapie:**
- Muskatellersalbei-Elixier
- Rosen-Lakritz-Saft
- Fenchel-Tabletten
- Galgant-Tabletten
- Fenchel-Galgant-Tabletten

Nachwort

Die Heilkraft der Hildegard-Medizin in einem Dinkelkorn

Allein schon mit der Dinkelkost können wir allen Patienten helfen, ganz egal in welchem Zustand sie sich befinden. Im Dinkelkorn ist die ganze Weisheit von Hildegards Ernährungslehre verborgen, die sich durch ihre Einfachheit und Vielseitigkeit auszeichnet. Dinkel enthält 45 Mineralien und Spurenelemente, die für eine gesunde, basische Stoffwechsellage sorgen. Darüber hinaus hochwertige Eiweiße, komplexe Kohlehydrate, lebensnotwendige Fettsäuren sowie schützende Vitamine. Im Dinkel befinden sich darüber hinaus vitale gesundheitsfördernde und krankheitsverhütende Inhaltsstoffe wie z. B. Thiocyanat oder Rhodanid, einem natürlichen Antibiotikum, das auch im Organismus vorhanden ist und aus nur drei Elementen Schwefel, Stickstoff und Kohlenstoff besteht. Außerdem enthält der Dinkel Assimilationsfaktoren, die für seine gute Wasserlöslichkeit verantwortlich sind.

Dadurch erhält der Dinkel magen- und darmfreundliche Eigenschaften, sodass er ohne große eigene Verdauungsarbeit im Blutserum resorbiert und transportiert werden kann. Das Geheimnis des Dinkelwunders können wir heute mit dem Begriff der Bioverfügbarkeit zusammenfassen. Aufgrund dieser hervorragenden Wasserlöslichkeit werden die vitalen Inhaltsstoffe des Dinkels wie flüssige Nahrung vom Körper rasch aufgenommen und dem gesamten Organismus zur Verfügung gestellt. Durch den großen Mineralienreichtum werden alle Körperzellen, Nerven-, Knochen-, Muskel- und Organzellen optimal ernährt, gestärkt und zu Höchstleistungen gebracht.

Dinkel ist das einzige Getreide, das keine Allergien auslöst! Im Vergleich zu allen anderen Lebensmitteln verursacht Dinkel keine Allergie. Dinkel enthält das vor Allergie schützende Rhodanid, sodass Patienten mit Lebensmittelallergien Dinkel gut vertragen können. Der Dinkel profitiert von der Besonderheit, dass er auch unter Umweltstress, Hitze, Kälte, Feuchtigkeit, Trockenheit, keine »stressauslösenden Eiweiße« bildet wie z.B. Weizen und die anderen Getreidearten. Diese allergieauslösenden Eiweiße sind insbesondere für die Weizen-Allergie verantwortlich, die mit dem Wechsel auf Dinkelkost rasch verschwindet. Alle Allergien sind auf unverträgliche Eiweiße zurückzuführen, wobei die Unverträglichkeit fast immer als Folge einer gestörten Darmflora auftritt.

Daher kann eine Allergie nur erfolgreich beseitigt werden, wenn man nach einer exakten Darmflora-Analyse eine gezielte Darmsanierung durchführt. Durch diese kunstgerechte hildegardsche Darmsanierung in Kombination mit einer konsequenten Dinkelkost ist es möglich, auch sogenannte therapieresistente chronische Allergiekrankheiten in den Griff zu bekommen. Besonders gute Heilerfolge traten bei chronischen Darmentzündungen, Neurodermitis und allergiebedingten Rheumakrankheiten auf. Ein besonderer Beweis für die Wirksamkeit der Methode sind die Heilungserfolge durch Dinkel bei Weizenunverträglichkeit, Zöliakie und Sprue.

Die Heilung der Unheilbarkeit

Genau die natürlichen Hildegard-Heilmittel sind es, die vielen Patienten geholfen haben, ihre jahrelangen Leidensprozess zu beenden und endlich zu heilen, anstatt nur Symptome hin und her zu schieben.
Ohne das Zusammenwirken aller seelischen, geistigen und körperlichen Kräfte ist eine ganzheitliche und vollständige Heilung gar nicht möglich.
Zum Schluss möchte ich selber offenbaren, dass ich dem Dinkel meine Freude und Begeisterung für die Hildegard-Heilkunde verdanke, und ich weiß auch, warum: Dinkel enthält Tryptophan, eine natürliche Aminosäure, aus der im Mikrobiom sämtliche froh machenden Neurotransmitter produziert werden, von denen unsere Stimmung und Ausdauer abhängt. Hildegard fasst das wie so oft genial zusammen: »Dinkel macht fröhlich.«
Das wünsche ich Ihnen auch!

Bitterschokolade mit Hildegard Immun Kraft®

Der Kakao für die *Hildegard Immun Kraft®-Bitterschokolade* wird von Biobauern im Dschungel von Peru angebaut. Der Unterschied zu dem meisten Kakaosorten, die an der Westküste Afrikas angebaut werden, ist gewaltig. Peruanischer Kakao ist nicht nur süßer als der normale Kakao, er ist auch noch eines der gesündesten und stärksten Antioxidantien der Welt: 12-mal stärker als Blaubeeren und 37-mal stärker als Brokkoli – eine weitere Möglichkeit der Stärkung des Immunsystems.

Der einzigartige und köstliche peruanische Kakao

- beseitigt freie Radikale
- ist entzündungshemmend
- aktiviert die Stickstoffmonoxid-Synthese – den »Kraftstoff des Lebens«

Gut zu wissen: Stickstoffmonoxid

- sorgt für einen tiefen, erholsamen Schlaf und die Regeneration von Nervenzellen sowie für die Stärkung des Abwehrsystems und der Hormonproduktion
- stimuliert die Neubildung der Mitochondrien, der Kraftwerke in den Körperzellen
- erhöht das Denk- und Erinnerungsvermögen
- verhindert die Alterung des Gehirns
- erweitert die Blutgefäße, senkt dadurch den Bluthochdruck und die Pulsfrequenz
- wirkt entzündungshemmend beim Leaky-Gut-Syndrom und bei chronischen Darmentzündungen

Siehe auch bei Youtube: *Stickstoffmonoxid-Stimulierung – 4 Übungen zur Steigerung der Gesundheit* (Uwe Karstädt). https://www.youtube.com/watch?v=ybnhTOrLtS8

Anhang

Bezugsadressen

Hier einige der wichtigsten Hersteller bzw. Bezugsquellen von Original-Hildegard-Heilmitteln:

PJ-Naturprodukte, 78476 Allensbach
Tel. 07533–7433, Fax 07533–7479
E-mail: hildegard@virita.de
www.virita.de, www.st-hildegard.com

Stadtmühle Egon Binz, 78187 Geisingen
Tel. 07704–92410, Fax 07704–924111
E-mail: info@stadtmuehle-geisingen.de
www.stadtmuehle-geisingen.de

Zähringer-Apotheke, 78464 Konstanz
Tel. 7531–62317, Fax 7531–68576
E-Mail: zaehringer-apotheke.konstanz@t-online.de
https://hildegard-vertrieb-breindl.de

St. Hildegard – Posch GmbH, 4880 St. Georgen/ Austria,
Tel. (+43) 07667–8131, Fax (+43) 07667–813150
E-mail: info@hildegardvonbingen.at
www.hildegardvonbingen.at

Jura-Naturheilmittel, 78464 Konstanz
Tel. 07531–31487
E-mail: jura@hildegard.de
www.hildegard.de

Literatur

Im Buch wird im Besonderen noch auf folgende Titel des Autors Bezug genommen, die sich zur Vertiefung der Thematik empfehlen:

Die Psychotherapie der Hildegard von Bingen. Heilen mit der Kraft der Seele

Die Ernährungstherapie der Hildegard von Bingen. Rezepte, Kuren, Diäten

Der Hildegard-Fastenbegleiter. Wie die Seele gesundet und der Körper heilt

Der Hildegard-Kompass. Die wichtigsten Heilmittel und Anwendungen

Weitere Titel des Autors:

Hildegard-Heilkunde von A-Z. Gesund von Kopf bis Fuß

Die Hildegard Heilschätze. Schafgarbe, Veilchen, Galgant, Bertram. 4 starke Helfer bei Krankheit, Operation und Rekonvaleszenz

Der Aderlass nach Hildegard von Bingen. Reinigung, Selbstheilung und Soforthilfe fürs Immunsystem

Die Hildegard Naturapotheke. Heilmittel und Rezepte von A–Z

(alles Knaur Verlag)

Das Hildegard-von-Bingen-Kochbuch. Die besten Rezepte der Hildegard-Küche (Heyne Verlag)

Die Seelenapotheke der heiligen Hildegard von Bingen
- Magen- und Darmleiden
- Herz- und Kreislauferkrankungen
- Krebs und Abwehrschwäche
- Rheuma und Gicht
- Hautkrankheiten
- Frauenheilkunde

(alles Strehlow Verlag)

Zum Thema Vagus-Meditation, die im Kap. IV beschrieben ist:

Gerd Schnack/Birgit Schnack-Iorio: *Die Vagus-Meditation*. Der Entspannungsnerv: Wie Sie ihn aktivieren und damit Stress reduzieren. (Trias Verlag)

Förderkreis
Hildegard von Bingen e. V.
Konstanz

Der »Förderkreis Hildegard von Bingen e. V.« wurde 1987 von Herrn Dr. Gottfried Hertzka mit dem Ziel gegründet, das Gesamtwerk der heiligen Hildegard von Bingen weiter zu erforschen, anzuwenden und zu verbreiten. Wir sehen hier großartige, bisher noch ungenutzte Möglichkeiten, zum Beispiel eine neuartige Heilkunde, die die komplizierte klinische Medizin mit naturheilkundiger Einfachheit und Ungiftigkeit verbindet. Diese Chance bietet die Hildegard-Medizin. Darüber und über das, was damit zusammenhängt, will Sie der »Förderkreis Hildegard von Bingen e. V.« unterrichten.

Es ist auch unser Anliegen, möglichst viele Menschen mit den aus den Büchern Hildegards geschöpften Erkenntnissen vertraut zu machen. Unsere Aufgabe und die Ihre – falls Sie mitmachen wollen – soll es sein zu zeigen, welche großartigen Schätze und Möglichkeiten für die Heilkunde und eine konsequente Lebensweise im Corpus Hildegardicum bisher ungehoben schlummern. Dazu erscheinen viermal im Jahr die Hildegard Gesundheitsbriefe.

Informationen zum Förderkreis
erhalten Sie kostenlos von:
Förderkreis Hildegard von Bingen e. V.
Strandweg 1
78476 Allensbach

Werden Sie Mitglied.

Weitere Informationen:
www.st-hildegard.com, www.foerderkreis-st-hildegard.de

Dr. Wighard Strehlow

DER HILDEGARD KOMPASS

Die wichtigsten Heilmittel und Anwendungen

Die erste und einzige systematische Kurzdarstellung der wichtigsten Hildegard-Heilmittel von A bis Z

Auf einen Blick erfahren Sie:

- Wofür hilft es?
- Was ist drin?
- Wie wird es angewendet?

Ein ausführliches Krankheits- bzw. Symptomregister erlaubt das rasche Auffinden des passenden Mittels.

Die über 30-jährige Praxiserfahrung des größten Hildegard-Experten belegt die großartige Wirksamkeit dieser jahrhundertealten Heilkunst.

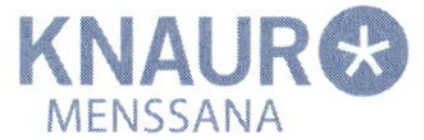

Dr. Wighard Strehlow

DIE ERNÄHRUNGSTHERAPIE DER HILDEGARD VON BINGEN

Rezepte, Kuren und Diäten

Ein zeitlos gültiger Klassiker ganzheitlicher Medizin

Hildegard von Bingen gibt in ihrer Naturheilkunde eine Fülle von Ernährungshinweisen. Auch 800 Jahre später sind ihre Erkenntnisse hochaktuell. Wighard Strehlow hat in seiner über 25-jährigen Praxistätigkeit ein Hildegard-Kurprogramm entwickelt, das bei der Behandlung und Vorbeugung ernährungsbedingter Zivilisationskrankheiten Tausenden von Patienten nachhaltig geholfen hat.

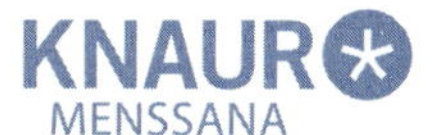

Dr. Wighard Strehlow

DIE PSYCHOTHERAPIE DER HILDEGARD VON BINGEN

Heilen mit der Kraft der Seele

Ganzheitliche Heilung nach den Prinzipien der heiligen Hildegard

Auf dem Weg zu einem glücklichen, harmonischen und sinnvollen Leben muss sich jeder mit seinen Fehlern und Stärken, den Tugenden und Lastern auseinandersetzen, die sein Leben entweder fördern und stärken oder schwächen und blockieren.

Hildegard von Bingens Weg zur Heilung besteht darin, die 35 destruktiven Kräfte der Seele ins Positive umzuwandeln. Hierin liegt der Schlüssel für ein Leben voller Liebe, Lebenslust und Gesundheit.

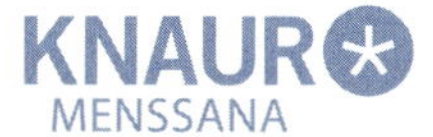